AF499617

LE
MASQUE SCLÉRODERMIQUE

PAR

LOUIS OHIER
Docteur en médecine de la Faculté de Paris.

PARIS
LIBRAIRIE COTILLON
F. PICHON, SUCCESSEUR, IMPRIMEUR-ÉDITEUR,
Libraire du Conseil d'État et de la Société de Législation comparée,
24, RUE SOUFFLOT, 24

1883

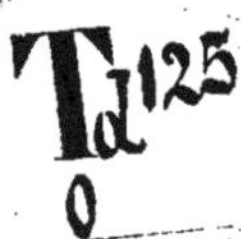
Td125
0

LE

MASQUE SCLÉRODERMIQUE

Td 125
70

LE
MASQUE SCLÉRODERMIQUE

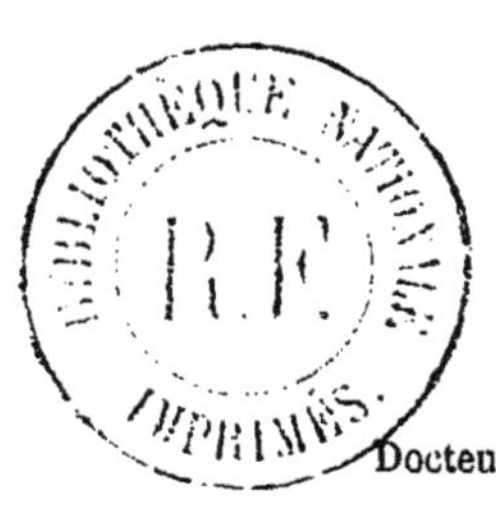
BIBLIOTHÈQUE NATIONALE R.F. IMPRIMÉS

PAR

LOUIS OHIER
Docteur en médecine de la Faculté de Paris.

PARIS
LIBRAIRIE COTILLON
F. PICHON, SUCCESSEUR, IMPRIMEUR-ÉDITEUR,
Libraire du Conseil d'État et de la Société de Législation comparée,
24, RUE SOUFFLOT, 24

1883

LE

MASQUE SCLÉRODERMIQUE

INTRODUCTION

Ayant eu l'occasion d'observer dans le service de M. le professeur Charcot plusieurs malades, atteintes de cette affection luisante de la peau qu'on désigne sous le nom de sclérodermie, nous étions resté frappé de la physionomie étrange que les lésions faisaient prendre au sujet, lorsqu'elles se localisaient au visage. — Aussi bien, l'attention était-elle déjà attirée sur ce point par les observateurs, et Hillairet avait avec beaucoup de justesse fait remarquer que les traits des malades atteints de sclérodermie n'avaient guère plus d'expression qu'une tête de bois. Beaucoup d'autres comparaisons ont du reste été proposées depuis pour exprimer l'impression qui reste à la suite de l'examen d'une de ces figures dont tous les traits immobilisés dans un rictus étrange semblent à tout jamais fixés par la rigidité et l'aspect lisse et rétracté de la peau qui recouvre les muscles animant ordinairement la physionomie.

C'est à la description aussi exacte que possible du masque que l'affection vient en quelque sorte appliquer sur le visage des sujets qu'elle frappe, que nous avons l'intention de nous attacher dans le cours de cette étude.

Nous nous efforcerons de montrer comment s'opère cette transformation du visage et, pour cela, prenant un type normal, et, l'examinant avec attention, nous verrons comment les orifices naturels, les saillies osseuses et musculaires, les plis du tégument externe, et enfin l'aspect même de la peau, se groupent et s'agencent pour former un tout de l'harmonie duquel résulte une expression, une physionomie : nous chercherons ensuite quelles sont les modifications que la sclérodermie vient apporter à ce type : quels sont les orifices qui sont modifiés et dans quel sens ils le sont, comment se transforment les saillies osseuses ou musculaires, disparaissant ici, augmentant là de volume, ce que deviennent les plis de la peau, s'ils augmentent en nombre, s'ils s'accusent davantage, s'ils cessent d'être visibles, enfin si la peau elle-même subit dans ses propriétés physiques des modifications qui transforment son aspect. Nous nous attacherons aussi à indiquer quelles sont les parties de la face que l'affection envahit en premier lieu et nous chercherons s'il est possible d'indiquer l'ordre chronologique dans lequel l'envahissement se fait le plus ordinairement.

Nous espérons pouvoir atteindre ce but, en effet

ce n'est généralement pas du jour au lendemain que se développent les lésions dont nous voulons parler : leur début est insidieux et leur marche lente. A part quelques rares exceptions, ce n'est généralement qu'au bout de plusieurs semaines, de plusieurs mois, quelquefois de plusieurs années que la maladie arrive à son summum. On peut le plus souvent assister à l'envahissement progressif des différents points du visage jusqu'au moment où la dermatose, arrivée à son apogée, s'est généralisée et a constitué au sujet qu'elle frappe le masque que nous nous efforcerons de décrire.

Tel est donc le but principal de cette étude : notre sujet serait cependant, croyons-nous, trop incomplet si nous bornions là notre travail. La sclérodermie ne se localise pas au visage : elle se généralise aux autres parties du corps, souvent même débute par elles et nous signalerons dans le cours de cette thèse inaugurale les diverses localisations que comporte l'affection. En un mot, nous étudierons la sclérodermie dans son ensemble, mais nous insisterons surtout sur la déformation du visage qu'elle entraîne après elle, parce que c'est de ce côté, à notre avis, qu'il y a quelque lacune à combler.

Sans doute, l'histoire de la nature et de la pathogénie de l'affection sont encore à faire, et ceci est encore bien plus vrai en ce qui concerne l'anatomie pathologique. Malgré tous les efforts consciencieux tentés dans ces derniers temps, ce sont là autant de secrets qu'on n'a pu encore arracher à la dermatose : mais là où des maîtres en la matière ont échoué, nous avons cru imprudent de nous aventurer et c'est à des voix plus autorisées que la nôtre que nous confions le soin de nous éclairer un jour sur ces points encore obscurs et surtout difficiles de cette histoire. Alors seulement un traitement rationnel de l'affection pourra être essayé, mais nous croirons avoir été utile dans la mesure de nos moyens si le praticien, mis en face d'une sclérodermie, peut retrouver dans la physionomie de son sujet les caractères pathognomoniques de l'affection et avec ces données porter un diagnostic précis dont il pourra peut-être faire profiter le malade.

Mais avant d'entrer plus avant dans notre travail, nous tenons à remercier ici publiquement nos Maîtres :

M. le professeur Charcot à qui nous devons le sujet de cette thèse inaugurale et dont les bons conseils ne nous ont jamais fait défaut dans le cours de cette étude.

M. Paul Reclus que nous ne saurons trop remercier pour les précieux enseignements que nous avons reçus de lui dans son service chirurgical de Bicêtre et de la Salpêtrière. Qu'il reçoive ici le témoignage de notre affection sincère.

HISTORIQUE.

La sclérodermie n'est pas une affection dont l'histoire remonte bien haut. Ce n'est guère que vers le milieu de ce siècle qu'elle compta comme entité morbide dans le cadre nosologique. Hippocrate parle bien d'un Athénien qui présentait des altérations de la peau ayant quelque ressemblance avec la sclérodermie; mais les détails qui accompagnent cette observation, ne permettent pas d'affirmer que c'était véritablement de la sclérodermie qu'il s'agissait.

Quelques auteurs ont cru reconnaître la description de la maladie dont nous nous occupons dans le traité d'hygiène de Galien, à l'article Stegnose. Mais sous ce nom, Galien n'a fait que réunir des états morbides divers, et les auteurs qui l'ont suivi, Paul d'Egine, Oribase, Œtuis ont donné chacun un nom différent à la maladie décrite par lui sous le nom de stegnos

Il faut maintenant franchir un intervalle de temps considérable et arriver jusqu'en 1817 pour voir la sclérodermie reparaître à l'étude et sortir de sa longue période de silence. On fait généralement remonter l'histoire de la sclérodermie à 1845, avec le mémoire de Thiral sur le sclérème des adultes. C'est là, croyons-nous, une erreur. Avant cet auteur, et dès 1817, Alibert dans sa Nosologie naturelle avait décrit des cas de sclérème ou de sclérodermie.

M. Charcot le premier, en 1871, au cours d'une discussion sur ce sujet à la Société de Biologie, avait fait remarquer que les faits traduits devant la société avaient la plus grande analogie avec ce qu'Alibert avait décrit dans sa Nosologie naturelle sous le nom de scrofule momie ou de momie rhumatismale; mais la remarque avait passé inaperçue et ce fut Besnier, tout récemment, en 1880, dans un article inséré dans les *Annales de Dermatologie*, qui établit d'une façon indiscutable que l'honneur d'avoir fait la première description exacte de sclérodermie revenait à Alibert qui en fait une trophopathie, une maladie du *corpus crebrosum* (tissu cellulaire). Le savant auteur de la Nosologie naturelle cite même deux observations de sclérodermie qui ne laissent rien à désirer sous le rapport de la précision. La confusion n'est pas possible et il est extraordinaire que des faits aussi nets aient pu être inaperçus, oubliés ou supprimés. Schwimmer, dans un travail (*Die Neuropatischen Dermatosen Wien und Leipzig* 1883) sur les dermatoses d'origine nerveuse, fait remarquer à son tour que c'est Alibert le premier qui a décrit des cas de sclérème. Enfin, M. Leroy, dans une thèse d'agrégation présentée en 1883, s'est attaché à faire ressortir au moyen de preuves indiscutables la part réelle qui revient à Alibert dans l'histoire de la sclérodermie.

De 1817 à 1845, la sclérodermie est de nouveau silencieuse. A cette époque, Thirial fait paraître

(*Journal de médecine* de Trousseau, mai et juin 1845 et dans l'*Union médicale* 1847, page 422 et 614) son mémoire qui comportait l'observation de deux jeunes filles du service de Trousseau à l'Hôtel-Dieu. Du reste, Thirial, en présentant l'observation de ses deux malades, n'avait nullement songé à créer un type, une entité morbide, il n'avait vu chez eux qu'une variété spéciale d'une maladie déjà connue avant lui, sous le nom de sclérème des nouveau-nés, et il considérait cette variété comme la forme bénigne de la maladie des enfants.

Grisolle, en 1847, fait paraître une observation sur « un cas rare de maladie de la peau » (*Gazette des hôpitaux* 1847); et enfin la même année Forster fait une description assez complète de la maladie : il lui donne le nom de *choriontis* et la localise dans le chorion : il démontre sa nature inflammatoire. Quelques mois plus tard Gintrac publiait sa notice sur la sclérodermie, et cette dernière appellation prévalut désormais dans la nomenclature nosologique. Cette même année 1847, Thirial, dans un second mémoire signale les dyschromies pigmentaires qui peuvent survenir dans le cours de l'affection. Rilliet, l'année suivante, étudie soigneusement la maladie chez les enfants.

C'est en 1861 que Forster (*de l'anatomie pathologique du sclérème de la peau chez les adultes*) pour la première fois publie une autopsie de sclérodermie. Il borne son examen aux altérations du tégument externe et conclut à une inflammation du derme.

La même année, Lasègue, sous le nom de *Revue critique*, publie dans les *Archives générales de médecine* un remarquable mémoire dans lequel il s'attache, surtout à rechercher l'étiologie de l'affection. En 1863, Mirault d'Angers, ayant eu l'occasion de pratiquer l'amputation d'un doigt chez un malade atteint de sclérodermie, l'examen histologique de la pièce est pratiqué par M. Verneuil qui conclut à la nature arthritique de l'affection.

En 1871, Ball présente à la Société de biologie l'observation d'une femme chez laquelle les lésions étaient limitées aux doigts et aux orteils. Charcot, la même année, présentait également un sujet dont les phalanges étaient considérablement atrophiées sans que pour cela il y ait eu la moindre issue de fragments osseux. La question de diagnostic prend dès lors une grande importance et dans la Société de biologie s'engagent plusieurs discussions intéressantes auxquelles prennent part successivement Ball, Charcot, Dumontpallier, Chalnet, qui présente deux malades, deux frères, Hallopeau qui insiste (*Gazette méd.*, 1er novembre 1873) sur l'atrophie des os, les arthropathies, Laborde, Liouville, qui présente un malade ayant perdu une partie d'un doigt de la main gauche et atteint d'arthropathies multiples.

Lépine (*Gaz. méd.*, 12 avril 1874) publie un cas curieux de sclérodermie avec mélanodermie étendue à presque toute la surface du corps : il signale en outre chez son malade une trophonévrose faciale très prononcée. L'année suivante Ball montrait à la Société de biologie un jeune homme qui avait un état pigmenté de la peau comparable à la maladie d'Addison, il insistait sur la symétrie des lésions.

Dès lors la maladie est constituée cliniquement : Lagrange dans une thèse (*Contribution à l'étude de la sclérodermie avec atrophie et arthropathies osseuses* 1875) étudie l'anatomie pathologique de l'affection. Hebra (*Traité des maladies de la peau*, 1874), la même année, lui donne une place dans son ouvrage. De 1874 à 1878 les travaux s'accumulent et il suffit de citer les noms de Vidal (*Cas de sclérodermie éléphantasique*, Soc. méd. des hôp. 1875), Siredey (*Observ. de sclérodermie.* Union méd. 1876 nº 113), Westphall, Hardy (*Gaz. des hôp.*, 1876), Hillairet (*De la sclérodermie*, *Progrès méd.* octobre 1876). Viaud (*Du sclérème des adultes*, Th. de Paris 1876), Herveou (*De la sclérodermie*, th. de Paris 1877), Chiari, Mader, pour voir quel intérêt s'attache désormais à la question.

Besnier (*Annales de dermatologie* 1880) tout récemment rectifie, dans un mémoire inséré dans ces annales, les erreurs qui s'étaient glissées dans l'historique de la question.

Enfin Leroy dans sa thèse résume les connaissances acquises jusqu'à ce jour sur la sclérodermie. Il conclut à une affection de nature inflammatoire, à une véritable cirrhose cutanée et sous-cutanée, mais ne se prononce pas sur la nature de ce processus scléreux. Il signale les lacunes à combler et réserve le traitement jusqu'à ce que les conditions pathogéniques et l'étiologie sortent de l'obscurité où elles se trouvent plongées.

SYMPTOMATOLOGIE.

Les manifestations de la sclérodermie sont si variables tant dans leurs localisations que dans leurs allures et leur marche qu'il est assez difficile, devant la multiplicité et la variabilité des lésions de dire celles qui sont caractéristiques et d'indiquer d'une façon générale, la manière d'être, l'habitus de la dermatose. Aussi en présence de cette difficulté et ne pouvant tracer sûrement un cadre d'où la maladie ne sortirait pour ainsi dire jamais, nous décrirons tous les symptômes qui pourraient se rencontrer dans le cours de l'affection, présentant ainsi un type idéal sans doute, mais complet, du moins nous l'espérons, quitte à indiquer, dans le cours de la description, quels sont, parmi ces symptômes, ceux que l'on rencontre le plus fréquemment, ceux qui font pour ainsi dire le fond de l'action, quels sont ceux au contraire qui ne sont que les accessoires du drame pathologique. Nous dirons également sur quelle partie de la peau se localise de préférence telle ou telle lésion et nous terminerons cette étude symptomatique, en recherchant comment l'organisme réagit devant cette invasion de la peau, son organe de protection par excellence, celui qui contribue pour une si forte part à le mettre en relation avec le monde extérieur, qui est en partie chargé de le débarrasser par l'élimination de ces matériaux de décharge et de lui porter par la voie de l'absorption les divers principes nécessaires à son fonctionnement régulier : en un mot, nous étudierons les phénomènes généraux qui accompagnent la sclérodermie.

Les deux symptômes capitaux qui ne manquent jamais dans la maladie qui nous occupe, quel que soit le point de la peau qui ait été frappé, sont l'induration et la rétraction du tégument externe.

M. le professeur Hardy a montré que l'affection pouvait se présenter sous trois formes principales. Dans la première, les localisations à la peau sont multiples ; sur différents points du tégument externe on rencontre des plaques dures au niveau desquelles la peau est rétractée et amincie, d'autres fois c'est sous forme de bandes plus ou moins régulières que les lésions se sont disséminées. Dans d'autres cas enfin, ce sont simplement des taches disposées au hasard sur toute la surface du corps qui caractérisent cette première des variétés décrites par le savant professeur. Il en est un autre type qu'on observe moins fréquemment que le premier : ici, au lieu d'avoir un amincissement de la peau, c'est une tuméfaction que l'on rencontre ; on trouve dispersées sur la surface du corps des saillies, des élevures : celles-ci sont dures, ne se laissent pas déprimer et entraînent une gêne considérable des mouvements surtout lorsqu'elles sont localisées au voisinage d'une articulation. M. Hardy a donné à cette forme de la maladie le nom de sclérodermie œdémateuse.

Quant à la troisième forme, qui dans ces derniers temps a été spécialement étudiée par M. Ball, elle est avec la première une des plus fréquentes : c'est la sclérodactylie, c'est-à-dire l'affection localisée aux doigts de la main.

L'induration de la peau est considérable : elle résiste à la piqûre. Dans un cas de Curjio une saignée ne pût être pratiquée, la peau ne se laissant pas traverser par la pointe de la lancette. Le premier symptôme qui annonce l'apparition prochaine de l'induration est lar aideur de la peau : celle-ci cesse bientôt d'être mobile sur les parties profondes et on observe alors une gêne considérable des mouvements qui, au début, relève plutôt de cette raideur du tégument externe que de la présence dans les articulations de lésions osseuses qui généralement n'apparaissent que dans une période plus avancée de la maladie. En même temps que la peau augmente de consistance, on y remarque bientôt d'autres particularités qui ne sont pour ainsi dire que la conséquence de cette première manifestation : l'induration. En effet, cette raideur que nous avons vue tout à l'heure mettre un obstacle aux mouvements ne tarda pas à faire disparaître les plis que l'on voit à l'état normal sur la surface du tégument externe et surtout au niveau des articulations. Ces plis ont pour usage chez les sujets sains de faciliter les changements entre les parties superficielles et profondes. Sans eux chaque mouvement de flexion entraî-

BIBLIOTHÈQUE NATIONALE R.F.

nerait un tiraillement de la peau qui rendrait ce mouvement difficile et douloureux. Dans la sclérodermie, ils sont pour ainsi dire absorbés par le processus pathologique et leur disparition même vient encore ajouter une gêne nouvelle à celle que l'induration est déjà venue imposer aux téguments. Nous verrons chemin faisant qu'il existe encore bien d'autres causes qui viennent entraver la liberté des mouvements, mais celles-ci étaient, croyons-nous, à signaler. La peau se laisse difficilement déprimer par la pression, elle ne garde pas l'empreinte du doigt. Les muqueuses sont le plus souvent indemnes, cependant il existe des observations indiscutables où certaines d'entre elles étaient atteintes. Ainsi les muqueuses buccale et languale ont pu être indurées et atrophiées. La première observation de Thirial est relative à un sujet sur lequel la langue envahie par la sclérodermie était réduite à une immobilité presque complète : Bouchut a cité un cas dans lequel l'induration de la verge rendait les érections impossibles.

Quelquefois, outre l'induration de la peau et du tissu cellulaire sous-jacent, on observe un gonflement assez considérable : c'est cette complication qui était regardée par Hardy comme une des formes de la maladie et décrite par lui sous le nom de sclérodermie œdémateuse. Mais on peut bien vite s'apercevoir que ce n'est pas à un œdème véritable qu'on a affaire. En effet, lorsque, dans l'œdème vrai, c'est la sérosité qui infiltre les mailles du tissu cellulaire, le doigt appliqué sur la peau avec une légère pression détermine au point d'application une dépression légère qui persiste quelques instants : ici au contraire derrière cette tuméfaction œdémateuse nous avons toujours l'induration des téguments, et cette induration est telle que c'est en vain que le doigt pressant sur eux cherchera à y déterminer une empreinte. Pour Vidal l'œdème dur de la sclérodermie n'est qu'un phénomène de transition; c'est plutôt un état sclérémateux de la peau : en effet, lorsque l'on saisit entre les doigts les parties du corps envahi, on remarque qu'elles ont la consistance de la pierre : la peau ne se laisse pas pincer, elle est rigide et si on cherche à y exercer une pression, on croirait presser sur les parties correspondantes d'une statue de marbre. Cet œdème particulier, qui vient compliquer l'induration, se localise de préférence aux membres supérieurs; cependant on l'a vu envahir les membres inférieurs et même dans quelques cas plus rares le tronc n'avait pas échappé à la généralisation.

Le second phénomène important qui caractérise la dermatose, objet de cette étude, est la réaction de la peau : celle-ci est généralement consécutive à l'induration; ce n'est que lorsque le tégument externe présente cette consistance que nous décrivions tout à l'heure, que la rétraction vient compliquer encore et aggraver l'état morbide. Cette rétraction est considérable, d'une façon générale; il semble qu'aux endroits où frappe la maladie, la peau soit devenue trop courte pour recouvrir les organes sous-jacents et, que pour obvier à ce défaut de proportion, elle se soit étroitement appliquée sur eux nivelant du même coup les plis et les sillons que l'induration aurait pu laisser subsister : le tégument externe est tendu et luisant aux endroits où la sclérodermie s'est installée. On dirait par places qu'une bande de caoutchouc étreint la peau et les parties sous-jacentes. Dans un cas de Hallopeau, la rétraction était telle qu'une portion de l'index de la main avait l'air d'appartenir à une main d'enfant.

Une autre conséquence de la rétraction de la peau est la formation à la surface de celle-ci des plis généralement disposés en rayonnant et qui attestent par leur présence de l'énergie du travail de résorption. Certains organes peuvent être compris dans ce processus morbide et il peut en résulter au point de vue des fonctions des conséquences assez graves. Hallopeau cite un cas dans lequel le rétrécissement du frein de la langue, consécutif à la rétraction de la muqueuse buccale, rendait presque impossible les mouvements de la langue et empêchait le malade de la tirer hors de la bouche. Mais c'est surtout à la face que la rétraction produit le plus de ravages : là, en effet, elle rétrécit les orifices naturels ou quelquefois en exagère l'ouverture, et, comme elle anéantit en même temps les plis et les sillons de la peau du visage, il en résulte des modifications profondes qui rendent méconnaissable la figure du sujet, mais nous ne faisons que mentionner le fait ici, nous réservant de pousser plus loin cette étude du masque de la sclérodermie et d'en faire l'objet d'un chapitre spécial.

En même temps qu'elle se rétracte, la peau, nous le disions tout à l'heure, devient adhérente aux parties profondes : suivant la localisation de ce phénomène, cette adhérence peut entraîner des conséquences plus ou moins graves. Thirial rapporte le cas d'une jeune fille chez laquelle « la peau était tendue, lisse et tellement adhérente au niveau du larynx que les mouvements de déglutition étaient gênés ; la peau de la face participait à cet état de rigidité. Les paupières ne pouvaient s'abaisser complètement ». Cette rétraction avec adhérence peut gêner les mouvements des mâchoires et rendre l'articulation des mots difficile : c'est encore signalé par Thirial chez une jeune fille atteinte de sclérodermie faciale.

Quant les lésions sont localisées à l'abdomen, elles peuvent faire disparaître les vergetures consécutives à une grossesse : si elles portent sur le mamelon, elles le rétractent, l'enfoncent pour ainsi dire au fond d'un infundibulum comme on l'observe fréquemment dans les cas de cancer du sein. Comme tout à l'heure pour l'induration, nous ferons remarquer que la rétraction de la peau entraîne fatalement la gêne des mouvements lorsqu'elle se localise au niveau des jointures : c'est ainsi qu'on a observé la raideur du cou, des poignets, surtout des doigts.

Enfin si la maladie vient envahir le thorax, la rétraction et l'induration de la peau pourront constituer à la respiration un obstacle considérable dont les conséquences, on le prévoit, pourront avoir les plus hautes gravités au point de vue du pronostic. Ce n'est pas tout; outre cette induration et cette rétraction qui forment les lésions caractéristiques de la sclérodermie, nous devons encore mentionner l'amincissement de la peau et les troubles de la coloration.

L'amincissement de la peau ne présente rien de caractéristique, sauf peut-être pour la face où il met plus en relief les saillies osseuses du nez, des pommettes et du menton.

Quant aux troubles de la coloration, ils procèdent de deux sources principales : 1° Troubles de la pigmentation; 2° troubles de la circulation capillaire. Dans les troubles de pigmentation, on peut distinguer deux variétés : tantôt l'envahissement est général, alors on observera une teinte uniforme ; tantôt grisâtre ou blanchâtre; tantôt bistrée qui pourrait à un examen superficiel en imposer pour une maladie d'Addison ; mais ce qui est très caractéristique, c'est que jamais l'envahissement ne s'étend aux muqueuses : jamais on n'y remarque de ces taches noires si fréquentes dans la cachexie bronzée. Quelquefois, au contraire, les troubles de pigmentation se limitent aux plaques de sclérose : la peau dans ce cas est comme tigrée; c'est un véritable vitiligo qui s'étend à toutes les parties envahies par la dermatose.

Féréol, en 1877, a présenté à la Société de médecine des hôpitaux un cas de dischromie pigmentaire de cette nature. Les portions de peau sclérosée alternent avec les portions saines et forment alors des taches variant du blanc au jaune cireux, pouvant affecter toutes les formes et toutes les dimensions, et donnant au doigt la sensation d'un tissu résistant, dur, qu'il est impossible de soulever, de pincer ou de tirailler. Ces troubles de coloration par altération de la pigmentation sont assez fréquents : on les rencontre plus souvent que ceux qui reconnaissent pour cause les troubles de la circulation capillaire dont nous allons maintenant nous occuper.

Les troubles de coloration de la peau qui proviennent d'altérations dans la circulation capillaire, ont pour origine en général la dilatation des vaisseaux. Il en résulte une coloration violacée de la peau, localisée généralement aux parties sclérosées. Les plaques indurées sont circonscrites par une zone d'envahissement qui varie avec la température ou avec le degré de développement de la maladie.

D'autres fois, il existe, disséminée sur la peau une rougeur érytémateuse s'étendant par plaques variables de forme et d'étendue : il peut même exister sur la peau des ecchymoses et, dans une de nos observations, nous avons un épanchement sanguin de la grosseur d'une noix qui s'est développé sur la malléole externe d'une malade atteinte de sclérodermie. Un autre semblable s'était formé à la même époque sur le point de la jambe opposée symétrique du premier et, lorsque les tumeurs renfermant ces épanchements s'ulcérèrent, elles donnèrent issue à un liquide noirâtre et sanieux. On a également signalé dans la sclérodermie la présence sur la peau de pétéchies et de taches de purpura. Sont-ce là des coïncidences ou de véritables conséquences de la maladie? C'est ce qu'il est difficile d'affirmer.

Voilà donc quels sont les trois éléments qui, au point de vue symptomatique constituent une plaque de sclérose : d'une part et par ordre d'importance, induration et rétraction de la peau ; d'autre part et se rencontrant moins fréquemment : troubles de la coloration. La dimension de la plaque scléreuse n'a rien de fixe; elle peut être réduite à un simple point, à une simple ligne, ou au contraire avoir une étendue considérable et en se rejoignant avec ses voisines former une sclérodermie généralisée. Hardy en a rapporté un exemple saisissant : Il s'agit d'une comtesse belge chez qui la dermatose n'avait respecté que la face : aussi les mouvements étaient-ils impossibles et l'ensemble de la maladie donnait la sensation d'une statue de pierre. L'observation de Thirial, que nous citions plus haut en est comme un exemple, quoique moins frappant : c'est l'histoire d'une jeune fille de vingt-et-un ans chez laquelle « tous les téguments de la partie supérieure du tronc, en avant et en arrière, donnaient la même sensation que celle d'un cadavre. »

Quand la sclérodermie est disposée en plaques, ces plaques n'ont pas de contour bien limité: il n'y a pas une différenciation bien marquée entre le point où la sclérose commence et la partie de tissus sains qui l'avoisinent. Les lésions vont peu à peu en décroissant du centre à la périphérie de la plaque; l'induration est de moins en moins grande, la rétraction s'atténue, et peu à peu la transition se fait du tissu sain au tissu pathologique.

Nous connaissons dès à présent la plaque de sclérose : voyons maintenant quelles sont les autres lésions de la peau qui sont la conséquence de la sclérodermie, et quels sont les troubles que la dermatose apporte à l'accomplissement régulier des fonctions qui sont dévolues au tégument externe.

Parmi les sécrétions, la sueur a été l'objet d'études spéciales : malheureusement il règne entre les auteurs qui se sont occupés de la question une telle discordance qu'il est difficile de donner la règle générale : pour Curjio, la sécrétion sudorale n'est pas altérée, au contraire, pour Vidal et Dufour il existe une hyperhydrose manifeste. Leroy, dans sa thèse, dit que l'on constate habituellement une diminution de la transpiration. Pour nous, la sécrétion sudorale subit de par la sclérodermie des modifications, mais il n'y a rien de fixe dans le sens suivant lequel se produisent ces modifications. Rarement on a observé l'atrophie ou la diminution des cheveux ou des poils. Ceux-ci gardent leur coloration, ils ne tombent pas. Nous n'en dirons pas autant des ongles qui subissent des modifications profondes que nous étudierons plus loin avec la sclérodactylie. La sécrétion sébacée paraît respectée par la sclérodermie et Hobner a même cité des cas d'acnée sébacée coïncidant avec de la sclérodermie. Quant à l'absorption, les recherches faites dans ce sens n'ont pas donné grand résultat et il semble que cette fonction ne subisse pas l'atteinte de la maladie.

Nous arrivons maintenant aux troubles de la sensibilité qui occupent une grande place dans l'histoire de la maladie. En effet, c'est généralement par des désordres du côté du système nerveux que l'affection débute : Ce sont des douleurs prémonitoires, s'irradiant dans les membres supérieurs ou inférieurs, dans les articulations, douleurs revenant par accès qui se rapprochent de plus en plus et quelquefois s'établissent d'une façon permanente. Le caractère de ces douleurs est assez variable : tantôt ce sont des élancements douloureux assez analogues aux douleurs fulgurantes de l'ataxie locomotrice; tantôt c'est un fourmillement presque continuel. Certains malades se plaignent de perdre pendant quelques heures la sensation d'un bout de leurs doigts, ils ont ce qu'ils appellent « le doigt mort ». D'autres accusent une sensation de brûlures; d'autres enfin sont tourmentés par une sensation de froid très intense.

Dans certains cas, les douleurs affectent le caractère rhumatoïde, elles sont localisées aux articulations et s'exaspèrent à l'occasion des mouvements : cependant on ne constate au niveau de ces articulations ni gonflement ni rougeur. Enfin nous signalerons des douleurs névralgiques qui ne sont probablement, à proprement parler, que des complications de la sclérodermie, mais qui ont une certaine importance : ainsi dans une de nos observations, nous avons vu une trophonévrose faciale venir compliquer la sclérodermie de la face et être annoncée par une névralgie du trijumeau. Hutchinson a signalé des plaques de sclérodermie disposées avec assez de régularité sur le trajet de certains nerfs et précédées de douleurs dans le domaine de ces nerfs.

Quant aux autres troubles de la sensibilité, ils sont très variables suivant les sujets : cependant on peut affirmer qu'en règle générale les divers modes de la sensibilité tactile sont conservés : l'anesthésie est l'exception. Le plus souvent la délicatesse du toucher est aussi exquise que chez les personnes saines : le froid, le chaud, la piqûre, le pincement sont bien perçus. Quelquefois cependant on a noté une diminution de la sensibilité. Ainsi Ball présentait le 10 juin 1871 à la Société de biologie un malade chez lequel il faisait remarquer un léger degré d'analgésie. Lépine dans la *Gazette médicale* le 12 avril 1873 cite le cas d'une femme chez laquelle la sensibilité était très atteinte.

Enfin il est même des observations où une anesthésie locale a été signalée. Tel est le cas de Besnier qui a rapporté l'histoire d'un malade chez lequel une large plaque d'anesthésie occupait la région dorsale tout entière. La température locale a été étudiée dans la sclérodérmie : les résultats ont été contradictoires ; cependant il est un fait qu'on peut considérer comme établi, c'est qu'au début, lorsqu'une phlyctène est sur le point de se former, la portion de peau qui entoure la bulle est généralement le siège d'une légère inflammation : on y constate du gonflement, de la rougeur et la température locale y est manifestement augmentée. Mais une fois cette poussée congestive et inflammatoire éteinte, la température revient à la hauteur normale. Souvent même elle est au-dessous de la moyenne au niveau des parties sclérémiées. Dans un cas de Vidal, la température prise dans la paume de la main ne s'élevait qu'à 27°. Du reste, cette hypothermie locale est très sensible à la main ; et dans les cas où elle existe, si l'on touche les doigts du malade, on a la sensation d'une peau de reptile, tant est grande la différence de la température.

Enfin on voit se développer, sur les points de la peau que la sclérodermie va envahir, des pustules et des bulles qui sont les avant-coureurs des plaques de sclérème, ce sont tantôt des pustules d'acnée ou d'ecthyma, mais le plus souvent des bulles pemphigoïdes. En ces points, un travail inflammatoire se développe : la peau devient douloureuse au toucher : elle est même le siège de douleurs provoquées : elle est rouge, tendue ; puis, sur cette partie du tégument externe déjà tarée, sur ce terrain pour ainsi dire préparé d'avance se montre un léger soulèvement épidermique : bientôt la vésicule grandit, gagne en volume et en surface et au bout de quelques jours on est en présence d'une phlyctène plus ou moins volumineuse qui ressemble à une brûlure au second degré et contient dans son intérieur un liquide à peu près transparent. Après un intervalle de temps variable, une ulcération se produit sur cette bulle pemphigoïde qui se vide alors et il reste à la place une ulcération de forme arrondie qui est généralement douloureuse. Puis l'ulcération à son tour se modifie : elle devient le siège d'un travail de cicatrisation qui aboutit bientôt non pas à la réparation complète, à la *restitutio ad integrum*, mais à une sorte de formation nouvelle. Il se produit à l'endroit de l'ulcération un tissu cicatriciel blanchâtre qui marque le passage de la sclérodermie d'une façon indélébile : ces cicatrices sont caractéristiques, elles sont dures, adhérentes, irrégulières d'un blanc presque nacré.

Nous avons passé en revue les symptômes entassés qui caractérisaient la sclérodermie. Il nous reste maintenant à étudier les phénomènes généraux qui accompagnent ces manifestations locales.

Appareil circulatoire. — Les troubles de la circulation sont souvent nuls. Il arrive quelquefois lorsque la sclérose siège au niveau du poignet qu'on ne sent plus battre l'artère radiale. Le resserrement des capillaires, lorsqu'il se produit, donne lieu aux variations de température dont nous parlions tout à l'heure : une autre conséquence de cette contraction des capillaires peut être la stase veineuse dont l'effet va être une cyanose de la peau et quelquefois quoique très rarement un œdème mou, Quelques auteurs ont cité les palpitations. Enfin M. Leroy dans sa thèse donne encore un autre mode de production de la stase veineuse. « On peut, dit-il, observer une « stase veineuse assez importante sur des segments « de membre où la circulation en retour serait gênée « par suite de la présence de brides occasionnées par « le progrès de la maladie. C'est grâce au même « mécanisme qu'on a pu voir quelquefois (Obs. inédite de M. Lallier) une gangrène étendue aux deux « mollets. »

Appareil respiratoire. — Hardy, Rilliet, Raspail nous ont signalé la toux, l'expectoration, la dyspnée comme conséquence de la sclérodermie. Il est en effet très facile de comprendre qu'une plaque de sclérose un peu étendue, intéressant le thorax par exemple, deviendra un obstacle sérieux à la respiration. Des complications plus graves peuvent même éclater et Forster, Hillairet, Lallier vont jusqu'à affirmer la tuberculose comme conséquence de ces lésions mécaniques de l'appareil respiratoire. Hardy et Rilliet ont donné également la pleurésie simple et

Rasmunen la pleurésie hémorrhagique comme pouvant compliquer la sclérodermie.

Quant aux lésions de l'appareil digestif elles n'arrivent pour ainsi dire qu'au moment du dénouement. L'estomac et l'intestin ont fonctionné jusqu'ici avec régularité, mais bientôt la maladie se généralisant plonge le malade dans un état de cachexie incompatible avec le fonctionnement régulier de ses organes et c'est alors que les troubles digestifs viennent compléter le cortège des accidents et ajouter à la gravité du pronostic.

Système nerveux. — Nous avons tout à l'heure parlé des douleurs, nous n'y reviendrons pas. Mais il est un point sur lequel nous voulons insister légèrement : c'est sur les troubles psychiques qu'on rencontre dans le cours de la maladie. Liouville, à propos d'un malade de M. Demange, interne de M. Vidal, signale des bizarreries de caractère et des changements brusques dans les allures. Les choses peuvent même aller plus loin et le malade être en proie à des hallucinations : un pas de plus et nous sommes en plein dans le domaine de l'aliénation mentale. Certains malades sont de véritables lipémaniques. Lallier et Vidal en ont rapporté des exemples. Il y a donc là toute une catégorie de sujets que l'on pourrait ranger dans cette classe d'individus que Lasègue avait si magistralement décrits sous le nom de cérébraux et qui suivant l'expression de M. Ball sont sur la frontière de l'aliénation mentale. Il ne faut pas perdre de vue que cette frontière ils peuvent la franchir d'un moment à l'autre. Au dire de M. Ball « certains sujets ont un caractère tellement difficile qu'il n'a pas été possible de les garder dans un service hospitalier ».

M. Vidal a signalé d'autres troubles du système nerveux, tels que l'amaurose par ischémie rétinienne. Dans ces cas, d'après M. Ball, le fond de l'œil examiné à l'ophthalmoscope présenterait les lésions suivantes : les branches de l'artère seraient contractées spasmodiquement, tandis que les veines dilatées, variqueuses suivraient un trajet extrêmement tortueux. Signalons enfin les bourdonnements d'oreilles déjà signalés dans quelques cas.

Système musculaire. — C'est surtout M. Ball qui, dans ces dernières années, a insisté sur les contractures qui pourraient compliquer la sclérodermie. En particulier pour les doigts, il admet que les déformations de la main sont presque uniquement dues à la contracture musculaire : si les doigts sont fléchis, c'est à cause de la contracture des fléchisseurs. De plus, cette contracture est primitive ; elle précède les désordres articulaires. En effet, en 1875, M. Ball, ayant eu l'occasion de faire une autopsie de sclérodermie dans laquelle la main avait pris l'attitude d'une griffe, les doigts fléchis dans la paume de la main, sectionna les tendons des fléchisseurs. Nous pouvons en passant faire remarquer l'analogie qui existe entre ce processus et celui que M. Charcot a si bien décrit, donnant ainsi l'explication des déformations produites par les contractures symptomatiques du rhumatisme noueux. D'autres muscles peuvent être frappés de contractures : M. Ball en a cité, tels que le biceps, biceps fémoral, demi tendineux, muscles de la nuque.

Nous en avons fini avec l'étude symptomatique de la sclérodermie. Toutefois nous exposerons rapidement, en terminant, une forme particulière de la dermatose, la sclérodactylie. Ce n'est pas que cette dénomination implique la localisation spéciale et unique de la maladie aux doigts, mais en ces points les lésions sont si caractéristiques que la subdivision de cette variété est assez justifiée d'autant plus qu'il arrive assez souvent que la maladie s'arrêtant dans sa marche borne ses lésions aux extrémités des mains et que le reste du corps est complètement indemne.

Tout d'abord, on peut dire qus la sclérodactylie est la forme la plus fréquente de la maladie. Le début en est marqué par des douleurs prémonitoires plus ou moins vives au niveau des phalanges : bientôt les doigts prennent une teinte blafarde. se cyanosent, se refroidissent, et des déformations y apparaissent. Tout d'abord ce sont les ongles qui se déforment. Il se développe sur leur surface des strie verticales plus ou moins profondes; quelquefois c'est un sillon qui, intéressant l'ongle dans sa presque totalité le divise en deux parties égales. De plus on voit bientôt celui-ci se recourber et venir recouvrir comme d'un capuchon l'extrémité libre du doigt. Enfin, participant au travail de destruction, il s'atrophie lui-même et l'on voit souvent les moignons des doigts des sclérodermiques terminés par de petits corps durs, de consistance cornée qui ne sont autre chose que les vestiges des ongles. Ce sont aussi les bulles que nous avons décrites plus haut avec leur ulcérations et leurs cicatrices blanchâtres. Puis les doigts deviennent raides, les mouvements difficiles, et bientôt on les voit se fléchir dans la paume de la main. Tantôtil y a une véritable eankylose de l'arti culation ; tantôt, au contraire, c'est une simple contracture musculaire ou une rétraction énergique de la peau. Mais bientôt le refroidissement devient plus considérable, la teinte cyanique se forme de plus en plus, la phalange s'atrophie peu à peu, se résorbe même et bientôt à la place de l'extrémité effilée, amincie, atrophiée, il ne reste plus qu'un moignon plus ou moins considérable sans que le plus souvent on ait vu sortir le moindre fragment osseux. Cependant il est des cas où l'atrophie suit une marche un peu différente et alors l'extrémité dégitale après être devenue complètement noire, tombe en laissant quelquefois sur le moignon resté sain un fragment osseux qu'il est nécessaire de reséquer. C'est le cas de notre malade de l'observation Anth.....

Ce qu'il y a à remarquer dans cette forme de la sclérodermie c'est la symétrie des lésions : souvent, les lésions des deux mains, des deux doigts correspondants de la même main marchent de pair. Du reste c'est une remarque qui peut s'appliquer à la sclérodermie en plaque bien qu'ici les cas soient plus rares et surtout moins nets.

En résumé, la sclérodactylie est remarquable par les lésions articulaires et osseuses qu'elle entraîne après elle, par les contractures musculaires qu'elle produit, enfin par la symétrie de ses lésions. Localisée aux doigts il ne faut pas oublier qu'elle peut à un moment donné se généraliser et prendre alors les allures de la sclérodermie en plaques.

Cette étude symptomatologique terminée, nous allons entreprendre la description du masque de la sclérodermie mais auparavant nous tenons à remercier M. le professeur Charcot, qui le premier, a attiré l'attention sur l'individualité du facies des malades dont nous nous occupons. C'est à lui que nous devons d'avoir remarqué cette similitude dans la physionomie des sclérodermiques et si, dans notre description, on trouve quelques traits saillants et caractéristiques, si, en un mot, nous sommes arrivés à créer un type classique « *le masque de la sclérodermie* », c'est à notre savant maître que nous le devons.

LE MASQUE SCLÉRODERMIQUE.

Nous devons maintenant étudier quelles sont les modifications qu'apporte au visage l'affection qui nous occupe et nous rechercherons par suite de quel processus les physionomies les plus dissemblables avant la maladie, arrivent à se réduire à un même type après que la dermatose est venue en quelque sorte y imprimer son cachet, les marquer de son sceau.

Mais pour bien nous rendre compte des transformations que va subir la physionomie, il est nécessaire de nous demander quels sont, au point de vue anatomique, les agents de cette physionomie elle-même. En effet, même pendant le repos, c'est-à-dire dans l'intervalle des mouvements déterminés par l'action nerveuse, les traits du visage de tel ou tel individu ont une expression qui leur est propre : nous chercherons à quoi la physionomie est redevable de cette individualité. De même sous l'influence d'une passion quelconque, nous voyons chez les sujets sains le visage se modifier de façon à exprimer telle ou telle émotion. Nous aurons à nous demander quel est le mécanisme qui préside à cette modification. Ainsi d'une part l'étude du visage à l'état de repos, ou recherche du mécanisme de la physionomie en elle-même; d'autre part, l'étude du facies, le sujet étant sous l'empire d'une émotion, ou étude de la physionomie en mouvement :

tels sont les deux points qui, une fois élucidés, nous permettront de comprendre comment a été constitué ce masque du sclérodermique et pourquoi ce masque lui-même est un obstacle chez le malade à l'expression des émotions.

Physionomie en mouvement.

Nous commençons par cette étude, parce que c'est par elle que nous pourrons comprendre plus tard le mécanisme de la physionomie au repos.

« Lorsque l'âme est agitée, a dit Buffon dans son histoire de l'homme, la face humaine devient un tableau vivant où les passions sont rendues avec autant de délicatesse que d'énergie, où chaque mouvement de l'âme est exprimé par un trait, chaque action par un caractère dont l'impression vive et prompte devance la volonté, nous décèle et rend au dehors, par des signes pathétiques, les images de nos plus secrètes agitations. »

Quelle que soit la cause qui mette en jeu les traits et leur fasse peindre sur la face l'image de nos passions, c'est aux muscles que cette cause s'adresse et c'est à eux qu'est dévolue la fonction d'exprimer les émotions. C'est à l'action musculaire qu'il faut demander la raison d'être des lignes, des rides, des plis de la face en mouvement.

C'est à Duchenne de Boulogne que revient l'honneur d'avoir étudié le mécanisme de la physionomie, et surtout d'en avoir formulé les lois. Dès 1667, le peintre Le Brun dans ses conférences, et Camper en 1792, dans ses discours commencent à ouvrir la voie. En 1805, Charles Bell fait paraître son livre (*Anatomie et philosophie de l'expression*) qui précède d'un an la publication du traité de Lavater sur la *physionomie*, édition que Moreau de la Sarthe avait augmentée d'un article important sur la structure, les usages et les caractères des différentes parties de la face. En 1855, Herbert Spencer fait remarquer que les mêmes passions sont toujours exprimées par les mêmes jeux de physionomie.

Enfin en 1863, Duchenne publie son intéressante monographie sur le mécanisme de la physionomie. Gratiolet, en 1865, cherche à donner une explication des gestes et des expressions, mais n'apporte pas grand appoint aux lois formulées par Duchenne qui sont : 1° c'est aux muscles de la face qu'est dévolue la fonction d'exprimer les émotions; 2° le fonctionnement de ces muscles dans un but d'expression déterminée est soumis à des lois constantes. Ainsi la contraction d'un même muscle donne toujours à la face la même expression, mais cette expression peut ne pas être complète : il faut dans certains cas le concours de plusieurs muscles se contractant simulatnément : aussi Duchenne de Boulogne avait-il étudié: 1° les contractions partielles complètement expressives pour lesquelles un seul muscle suffisait à peindre, par son action isolée, une expression à lui propre; 2° les contractions partielles incomplètement expressives : pour celles-là, l'expression produite n'est pas naturelle, elle est comme factice et il lui manque quelque chose; 3° les contractions expressives complémentaires; ici les muscles, mis seuls en action, produisent non plus une expression soit complète, soit incomplète, mais une déformation des traits; associés à une expression, ils la renforcent, la passionnent ou lui impriment un autre caractère; 4° enfin, il est des muscles complètement expressifs. C'est grâce aux contractions combinées que se trouve expliqué le mécanisme du jeu de la physionomie qui devient, par l'éducation et la civilisation, un langage universel.

Du reste, la conséquence de cette réglementation presque sévère de l'expression des émotions par les muscles n'est plus une monotonie constante pour le même jeu de physionomie, il y a des variations suivant le degré d'intensité et l'association des contractions secondaires, puis l'influence de l'embonpoint ou la maigreur suivant tel ou tel sujet, enfin et surtout, le fond sur lequel viennent se peindre et s'écrire tous ces signes de langage muet n'est pas le même ; la physionomie individuelle, comme nous allons le voir plus loin, a son cachet propre.

C'est à l'aide de l'électrisation localisée que Duchenne avait opéré dans le cours de son étude. Récemment à la Salpêtrière M. le professeur Charcot reprenait le travail de Duchenne, ayant en main une instrumentation plus délicate encore que les réophores portant sur les muscles une électricité susceptible de se diffuser. On sait que des hystériques, plongées dans le sommeil hypnotique et plus particulièrement dans la période appelée par M. Charcot phase de léthargie, présentent le curieux phénomène de l'hyperexcitabilité neuro-musculaire. Il suffit en effet de toucher un muscle pour le faire contracter, de toucher un nerf pour faire contracter les muscles innervés par lui. Eh bien, chez une hystérique placée dans ces conditions, MM. Charcot et Richer ont pu répéter les expériences de Duchenne : les expressions les plus diverses sont venues successivement se peindre sur la figure de cette malade par la seule application sur les muscles d'un objet légèrement pointu.

Nous connaissons maintenant les agents la physionomie en mouvement. Ce serait sortir du cadre de ce travail que de chercher quels sont ceux de ces agents destinés à l'expression de telle autre. Nous renvoyons pour cette étude aux travaux de Duchenne (*Physiologie de l'expression*) et de Darwin (*Expression des émotions*). Mais nous pouvons dès à présent prévoir combien le jeu d'une physionomie serait troublé si, par un processus pathologique quelconque, la manifestation des contractions musculaires de la face venait à être masquée.

L'étude de la physionomie au repos terminera l'étude de la physionomie à l'état normal, nous aborderons ensuite plus facilement l'étude des troubles apportés par la sclérodermie à l'expression du visage inactif ou soumis à l'empire des émotions.

Physionomie au repos.

La physionomie est l'art de connaître le caractère par l'état habituel des traits. Bien que tous les individus aient le visage conformé suivant un même type, dont chaque physionomie propre est une variété, il est cependant incontestable et de notion vulgaire que l'impression produite par tel ou tel facies est bien différente de celle produite par tel ou tel autre. Il existe donc des éléments de différenciation. Existent-ils toujours ? Nous ne le croyons pas. Chez le nouveau-né, la physionomie au repos est absolument négative : pas de trace d'émotion, il lui manque une force initiale, quelque chose qui le mette en mouvement, la sensation. Dès que l'âge permettra à l'enfant de sentir, qu'il commencera à éprouver l'influence des passions, il les peindra sur son visage ; dès lors, suivant son caractère, il prendra l'habitude de contracter plus souvent tel groupe musculaire que tel autre et le développement de ce groupe en sera augmenté : pendant le repos musculaire, tout n'est pas éteint dans le muscle, la tonicité persiste et elle est d'autant plus intense que le muscle est plus volumineux ; c'est à l'inégal degré de tonicité de ces muscles que la physionomie au repos doit son cachet propre. Les lignes ou rides du visage dues à la contraction habituelle de tels ou tels muscles, suivant les dispositions personnelles deviennent plus profondes et plus apparentes. Ainsi se forme la physionomie, physionomie individuelle qui n'est elle-même que l'expression de nos émotions les plus babituelles, il en résulte que telle physionomie exprimera la mauvaise humeur, telle autre la gaieté suivant que les groupes musculaires correspondant à l'expression de ces émotions auront été plus ou moins appelés à se mettre en contraction. D'après Diderot, la nature pourrait nous faire naître avec une figure bonne ou méchante, suivant ses hasards; en regardant le nouveau-né, on voit qu'il n'en est pas ainsi; la physionomie de l'enfant ne prend corps que lorsque les passions sont venues en mettre les rouages en mouvement, en tendre les ressorts, a dit Duchenne, la figure restera bonne suivant la prédominance ou de bonnes ou de mauvaises passions. En un mot, pour nous, c'est l'inégale tonicité des muscles de la face qu'il faut rendre redevable de l'expression du visage, de la physionomie au repos.

Nous connaissons maintenant le mécanisme de la physionomie humaine; nous avons vu que la tonicité musculaire au repos constituait la physionomie individuelle et que sur ce fond variable pour chaque individu venaient se peindre les émotions avec des nuances diverses peut-être, mais en tous cas toujours par le même procédé pour chaque expression particulière. C'est par l'intermédiaire des muscles que se parle pour ainsi dire, ce langage de la pensée.

Prenons maintenant un individu atteint de sclérodermie faciale et voyons d'abord ce qui nous frappe chez ce sujet quand la physionomie est au repos :

Tout d'abord nous pouvons remarquer que la physionomie est sans expression : pour nous servir des termes de Duchenne, elle est négative. Ce n'est pas que cette figure manque d'un cachet spécial. Au contraire, elle est caractéristique; mais nous y cherchérions en vain la trace d'une impression. On croirait, à voir ces traits immobiles, que les sensations n'arrivent pas jusqu'au cerveau ou qu'elles n'y sont pas perçues. Les idées elles-mêmes semblent ne pas hanter l'intelligence de ce malade, tant est profonde l'inertie de cette figure : On dirait de ces dessins que font les débutants. Rien dans la proportion des lignes n'est prodigieusement monstrueux et cependant il manque quelque chose à l'ensemble. C'est une tête, c'est vrai, mais elle n'est animée par rien : ainsi en est-il du sclérodermique. Et cependant, nous le disions tout à l'heure, cette figure est caractéristique; elle porte avec elle le cachet de la dermatose. L'ensemble du visage se fait tout d'abord remarquer par son aspect luisant et tendu ; il semblerait que la peau trop étroite cherche à faire disparaître toute espèce de saillie ; les portions des muqueuses visibles chez les sujets sains sont restreintes, disparues quelquefois; des plis se forment autour des orifices naturels comme si la peau tantôt en se rétractant sur eux allait les fermer, tantôt en les tiraillant en tous sens voulait les dilater d'une façon exagérée. En un mot l'impression générale est celle d'une peau trop étroite cherchant à tout rétracter avec elle.

Le front est luisant : il paraît plus bas qu'à l'état sain comme si le cuir chevelu glissant sur les os du crâne s'était abaissé en avant, rapprochant ainsi la ligne d'implantation des cheveux de celle des sourcils. Malgré cela, on ne remarque au-devant du frontal aucune espèce de pli sur la peau. Plis verticaux comme plis horizontaux ont également disparu et il ne reste qu'une portion luisante comme de l'ivoire.

Les yeux sont un peu hagards : plus grands qu'à l'état normal, ils ont l'air au premier aspect d'être saillants comme dans le goître exophthalmique. Il est cependant facile de s'assurer qu'il n'en est rien ; seulement l'ouverture palpébrale est démesurément ouverte par suite de la rétraction en tous sens de la peau qui en constitue les bords. Il en résulte que la sclérotique est plus visible, ce qui a pour effet de donner l'impression de la saillie du globe oculaire.

Toute la portion de tégument externe qui entoure l'ouverture palpébale est lisse et luisante; si on la saisit entre les doigts et qu'on essaye de la faire glisser au-dessus des tissus sous-jacents, on constate une résistance qui n'existe pas chez les sujets sains ; elle est manifestement adhérente à la couche profonde.

Le nez est aminci : si l'on compare la figure d'une malade atteinte de sclérodermie pendant la période d'état avec une photographie de la même maladie faite avant l'invasion de la dermatose, on remarque combien la forme de l'organe a été altérée. La peau, comme si elle était devenue trop étroite, s'est tendue démesurément sur la crête formée par le point de jonction des os propres du nez : ceux-ci ont l'air de faire une saillie plus prononcée qu'à l'état normal ou plutôt la saillie paraît plus sèche, plus tranchante. Toujours pour la même raison, les ailes du nez se sont rapprochées du cartilage de la cloison : il en résulte que le nez lui-même a l'air pincé, rétracté et comme la peau qui recouvre les cartilages latéraux, a attiré ceux-ci en arrière tout en resserrant leur point de jonction sur la ligne médiane, par le même processus de rétraction, l'organe est devenu plus pointu, plus effilé qu'il ne l'était avant le début de la maladie. Cette tension exagérée du tégument externe, avec la tendance que nous signalions plus haut, a eu encore pour effet de relever les cartilages latéraux : les ailes du nez, ratatinées sur elles-mêmes, ont mis à découvert une portion plus grande de la sous-cloison; et de cet ensemble de modifications procédant toutes de la même source, la rétraction et l'amincissement de la peau, résulte une déformation de l'éminence nasale qui rend la physionomie méconnaissable.

Ce n'est pas tout, et pour le dire en passant, nous

allons maintenant parler de la déformation qui, entre toutes, est la plus caractéristique. Partant de ce principe que la peau se rétracte sur les parties sous-jacentes, que va-t-il arriver de l'orifice buccal ? Ici la rétraction, au lieu de se faire du centre vers la périphérie, comme tout à l'heure lorsqu'il s'agissait de l'ouverture palpébrale, va se faire de la périphérie au centre, en grande partie du moins. Le premier résultat de ce processus pathologique va être un rapprochement vers la ligne médiane des deux commissures labiales. La bouche paraîtra plus petite ; mais ce résultat en entraîne fatalement un autre : le froncement de la peau autour de l'orifice buccal et la production de plis dirigés verticalement sur la portion libre de la lèvre supérieure et de la lèvre inférieure. En même temps, le même travail de rétraction s'opérant sur la muqueuse labiale, la portion visible de cette muqueuse tend à diminuer, à disparaître même complétement et les dents vont apparaître entre les deux lèvres écartées l'une de l'autre. La peau des joues luisantes sans trace de ride comme celle du front est adhérente aux pommettes. Quant à celle du menton, tirée dans tous les sens par le processus de rétraction, intimement adhérente au maxillaire inférieur, elle présente des plis, des sillons dirigés un peu dans tous les sens. D'une façon générale, le système pileux ne paraît pas participer à l'envahissement du tégument externe : les cheveux conservent leur couleur normale, ils ne tombent pas.

Tel est, d'une façon générale, le dernier terme, l'aboutissant des lésions de la sclérodermie faciale. Evidemment nous avons ici donné la description d'un type complet et les lésions sans avoir ce caractère de généralisation, que nous venons de voir plus haut, peuvent n'en être pas moins caractéristiques. Certains détails peuvent manquer : le fond est toujours le même : là où la maladie va frapper, elle va avoir pour conséquence la rétraction et l'amincissement de la peau et de cette double modification du tégument externe vont résulter toutes les déformations que nous signalions tout à l'heure.

Pourquoi maintenant cette impression saisissante perçue à l'aspect d'un visage atteint de sclérodermie? Où chercher l'individualité pathologique de la physionomie? Notre étude de tout à l'heure sur la physionomie au repos va nous permettre de répondre.

En effet, à quoi le visage est-il redevable de son expression? Nous l'avons vu plus haut : l'inégale tonicité de la face, tonicité dont l'inégalité n'a pas été livrée au hasard, mais bien à l'exercice plus ou moins constant de tel ou tel groupe musculaire suivant la prédominance de telles ou telles passions. Il y a donc là une relation directe entre le caractère de l'individu et l'agencement des sillons, des plis, des rides groupés sur son visage. Or l'action de rire quand une impression heureuse nous frappe, celle de pleurer quand un chagrin nous afflige et de même pour les autres expressions de nos émotions, cette action, disons-nous, est identique chez tous les individus, chez tous les peuples même : elle est innée en nous, et n'est pas un résultat de l'éducation, elle est le résultat d'une force à nous inconnue dans son essence, mais qui n'en agit pas moins dans un but déterminé; toujours le même pour la même émotion. En un mot la puissance qui préside à la formation de la physionomie sait à quels muscles s'adresser pour produire telle ou telle expression : le sujet en est le plus souvent inconscient, mais le résultat n'en est pas moins prudent. Supposons maintenant qu'au lieu de cette puissance agissant dans un but déterminé, intelligente pour ainsi dire, nous ayons affaire à une force aveugle, à un processus pathologique frappant à gauche et à droite, tiraillant tel muscle, relâchant tel autre et nous comprendrons facilement toute la discordance qui va en être la résultante. En effet, la sclérodermie ne s'attache pas aux muscles, mais, rétractant la peau, elle rétracte les muscles sous-jacents qui s'y insèrent : tout à l'heure c'étaient les muscles qui faisaient jouer le tégument et en harmonisaient les lignes avec la passion ressentie par le sujet : ici les termes sont renversés, c'est la peau qui altère les muscles et les rétracte, mais, mue par une force aveugle, elle produit des effets qui jurent entre eux. Tel pli, qui tout à l'heure servait à exprimer la joie et existait seul, sera maintenant associé à un autre exprimant l'effroi, je suppose, et, de ces deux contrastes, résultera une expression ne répondant à rien, ou, pour mieux dire, le résultat serait nul au point de vue expressif.

Telle est, croyons-nous, l'explication de ce masque inerte appliqué sur le visage de malades frappés par la dermatose. Nous avons vu comment les phénomènes pouvaient s'expliquer pour la physionomie au repos. Que se passe-t-il dans le fonctionnement, dans le jeu de la physionomie ?

Ce qui frappe chez le sclérodermique, c'est précisément le peu d'action de la physionomie : elle reste presque aussi insignifiante quand le sujet est en action qu'elle l'était tout à l'heure pendant le repos. Nous le disions en commençant : les sensations n'ont pas l'air d'être perçues et alors même que le malade par ses paroles et par ses gestes, exprime une émotion quelconque, la physionomie est presque toujours aussi négative : le masque ne s'est pas soulevé, l'étude de la physionomie en mouvement se borne donc à constater la diminution considérable, pour ne pas dire l'absence même du jeu de cette physionomie.

Quant à l'explication après le tableau symptomatique que nous avons vu plus haut, il est à peine nécessaire de la donner. Pour que le mécanisme de la physionomie puisse fonctionner, il est nécessaire que le tégument externe, qui va être mis en mouvement par les muscles, creusé de sillons, froncé de plis, ait une certaine laxité qui lui permette de se laisser déplacer sur les parties sous-jacentes, une certaine élasticité qui lui permette de revenir sur lui-même quand l'action musculaire a cessé. Or, nous avons vu que dans la sclérodermie faciale, les symptomes principaux étaient l'adhérence de la peau aux parties profondes et la rétraction extrême. Les muscles sont désormais impuissants à exercer leur action : bien plus, le plus souvent ils sont entraînés eux-mêmes, nous l'avons vu, dans le travail de résorption. Dès lors, le fonctionnement normal est détruit : les ressorts existent bien, toujours prêts à agir, mais une force supérieure à la leur les enchaîne et les rend impuissants Le masque est dès lors constitué.

En résumé l'absence d'expression qu'on remarque chez les malades atteints de sclérodermie est le résultat de la rétraction et de l'adhérence du tégument externe sur les parties sous-jacentes; la rétraction diminuant sur le visage des lignes, des sillons et des plis, représentations au hasard des émotions diverses et contradictoires souvent même anéantissant ceux qui tout à l'heure servaient à constituer la physionomie et l'adhérence empêchant l'action des muscles destinés à produire ces lignes, ces sillons et ces plis groupés harmonieusement par une sorte de loi mécanique préalable constituent les expressions des émotions.

ANATOMIE PATHOLOGIQUE.

C'est une étude encore bien imparfaite que celle de la sclérodermie au point de vue anatomo pathologique et les lésions, trouvées à l'autopsie des sujets morts de sclérème, sont loin d'expliquer la symptomatologie de l'affection.

Microscopiquement la peau présente le même aspect que pendant la vie : luisante, dure, amincie, elle semble collée sur les parties profondes. La couche cellulo-adipeuse est atrophiée : on n'y rencontre presque plus de lobules adipeux.

Si l'on pratique des coupes de cette peau, on voit que les lésions sont celles de la cirrhose cutanée, et sous-cutanée. M. Verneuil examinant un doigt amputé par Mirault d'Angers chez un sclérodermique avait noté l'inflammation chronique qui caractérisait l'affection au point de vue anatomo-pathologique. Rien jusqu'ici n'est venu démentir l'assertion du savant professeur.

Sur une coupe on remarque que l'épiderme est notablement diminué d'épaisseur ; les cellules qui le constituent sont déformées ; elles ont un aspect vésiculeux ; l'épiderme forme une zône dentelée, très fine, irrégulière. La couche profonde est envahie par une abondante formation de cellules cornées. Si nous étudions les lésions du corps muqueux de Malpighi, nous voyons qu'il est tantôt atrophié et alors les cellules qui le constituent sont infiltrées de granulations graisseuses, tantôt il est hypertrophié, il peut alors être très fortement coloré comme chez le nègre. Le pigment en ce cas abonde dans l'épithélium des glandes sudoripares et des follicules pileux : en même temps on trouve une sclérose du tissu conjonctif et une grande richesse de cellules jeunes, disposées par traînées ou par îlots. D'autres fois, comme dans le cas de Neumann, la pigmentation n'existe pas. Presque toujours le tissu adipeux est considérablement atrophié.

Voyons maintenant quelles sont les lésions qui viennent se localiser dans le derme.

Le premier phénomène que l'on remarque ici c'est la déformation papillaire : on ne trouve plus dans cette couche de la peau les saillies et les dépressions qui la caractérisent à l'état normal : les papilles elles-mêmes sont altérées dans leur constitution. Au lieu d'être formées par des fibres de tissu conjonctif très-fines et très-déliées, on remarque dans leur épaisseur des trainées de tissu conjonctif constitué par des fibres manifestement hypertrophiées. M. Lagrange signale une infiltration de leucocytes dans cette couche du tégument externe. La portion cellulo-adipeuse est également envahie ; comme dans l'intérieur des papilles on y remarque des tractus formés de tissu conjonctif dont les fibres sont épaissies. Les cellules embryonnaires peuvent encore se développer venant pour ainsi dire étouffer les follicules pileux et les glandes.

Quant au derme sous-jacent, si on le colore en rose par le picro-carminate, il prend une coloration assez intense et on peut voir qu'il est épaissi et formé de faisceaux serrés les uns contre les autres : il y a eu là manifestement une production exagérée de fibres élastiques et c'est là une lésion qui peut nous expliquer l'énergie avec laquelle se produit la rétraction dans la sclérodermie.

Les vaisseaux participent au travail d'irritation : on voit d'abord se développer dans la tunique adventice de ceux-ci des éléments embryonnaires qui ne tardent pas à s'organiser en fibres élastiques : la tunique moyenne s'épaissit en même temps et la lumière du vaisseau cesse bientôt d'être visible à la coupe.

Les glandes sébacées et sudoripares sont parfois respectées; quelquefois cependant elles participent elles aussi au processus irritatif : elles sont étouffées par les tissus d'une nouvelle formation et s'atrophient.

Enfin plus bas encore, la couche cellulo-adipeuse a disparu, remplacée par des tractus de tissu conjonctif arrivant quelquefois jusqu'au périoste de la région et donnant l'explication de cette adhérence de la peau que nous signalerons tout à l'heure dans la symptomatologie.

D'après M. Lagrange, c'est au niveau de la matrice de l'ongle que l'on peut mieux observer ce travail inflammatoire. Dans un cas, il n'y avait plus, sous l'ongle que du tissu conjonctif très dense et les anses vasculaires des papilles de la matrice étaient à peine visibles.

En somme c'est un travail d'irritation qui forme

la base du processus morbide comme le fait très bien remarquer M. Vidal.

« Ces lésions du côté de la peau, dit-il, tiennent à une asphyxie locale; l'arrêt de la circulation est le point de départ du processus pathologique. Un exsudat se produit à ce niveau : puis les cellules prolifèrent ainsi que les globules blancs : ces cellules embryonnaires s'organisent et produisent les unes du tissu conjonctif, les autres du tissu élastique. Cette prolifération considérable envahit tout le derme la gaîne des vaisseaux et même la tunique élastique des artères dont la lumière se trouve rétrécie notablement au point de plisser l'endothélium. A la coupe, le derme tané, induré, crie sous le scalpel. De petites gangrènes partielles se forment rapidement avec des phlyctènes et des ulcérations. Une autre conséquence de l'épaississement cellulaire sous-cutané par des trainées fibreuses, est le tassement des aréoles des cellules adipeuses : ces aréoles perdent leurs dimensions et disparaissent presque entièrement.

Les nerfs de la peau ont été examiné avec soin, mais toujours les résultats ont été contradictoires, les uns ne trouvant aucune lésion, les autres décrivant une atrophie, d'autres enfin une hypertrophie. Une lésion qui paraît avoir été démontrée, c'est la périnévrite. Lagrange, dans sa thèse, l'a décrite avec précision.

Quant au périoste et aux os, c'est encore à Lagrange qu'on doit leur étude anatomo-pathologique.

Le périoste, d'après lui, est sillonné de vaisseaux qu'entourent des cellules embryonnaires : l'irritation est diffuse ; les traînées de cellules embryonnaires sont desséminées un peu au hasard. Les aréoles du tissu osseux sont remplies de vésicules adipeuses avec quelques éléments embryonnaires ; les ostéoplastes ont un noyau qui se colore fortement en rouge et enfin les vaisseaux contenus dans les canaux de Haven dilatés outre mesure sont entourés de vésicules adipeuses et d'éléments embryonnaires.

Les articulations peuvent n'être pas atteintes même dans les cas d'enkylose ; mais dans ces cas les doigts sont immobilisés par des brides fibreuses, soit par des soudures osseuses périarticulaires. Les lésions sont alors celles de la périarthrite déformante.

Les lésions des centres nerveux n'ont pas été jusqu'ici assez caractéristiques pour mériter une mention spéciale, nous en dirions autant des autres lésions viscérales. Il semble cependant que les séreuses aient une tendance toute particulière à l'irritation chez les sclérodermiques, d'où la fréquence des pleurésies, des péricardites dans le cours de l'affection.

Arrivés au terme de cette étude anatomo-pathologique, nous résumerons ces données en disant que la sclérodermie est une affection du tégument externe caractérisée au point de vue anatomo-pathologique par une inflammation de la peau avec prolifération du tissu conjonctif et des fibres élastiques qui la constituent à l'état normal. Il est clair que ces altérations ne présentent pas un caractère suffisamment précis pour éclairer la nature du processus pathologique, mais en l'absence de nouvelles données nous avons résumé l'état actuel de nos connaissances sur ce sujet encore obscur.

ÉTIOLOGIE.

La sclérodermie se développe surtout chez les cachectiques. Voilà, pensons-nous, la seule donnée certaine qu'on ait sur les causes prédisposantes de la maladie. C'est à Lasègue qu'on doit cette proposition et de fait c'est généralement à la suite des privations, des grands chagrins, de la misère qu'on voit se déclarer l'affection de la peau. Une autre cause étiologique sur laquelle M. Verneuil a beaucoup insisté, c'est le rhumatisme; on peut dire que la sclérodermie aime les rhumatisants et dans nos observations nous avons trouvé assez souvent le rhumatisme dans les antécédents soit héréditaires, soit personnels de nos malades. La diathèse nerveuse d'un autre côté a été mise assez souvent en avant pour expliquer l'invasion de la dermatose.

Le sexe féminin est de beaucoup plus exposé que l'autre à être frappé par la sclérodermie : sur nos huit observations nous n'avons qu'un homme et M. Ball dans son article du *Dict. encycl. des sciences médicales* donne trois femmes sur quatre comme statistique.

L'âge ne paraît pas avoir grande influence sur le développement de la maladie, des enfants en sont fréquemment atteints et il en existe des observations chez les vieillards.

Quelquefois c'est à la suite d'une lésion de la peau, érysipèle, vésicatoire, que la maladie a pris naissance.

Enfin une cause étiologique qui paraît avoir une importance considérable est l'influence du froid et surtout du froid humide. Presque toujours en interrogeant les malades, on trouve qu'ils ont à un moment donné habité des endroits froids et humides.

Quelquefois cependant cette influence ne peut être invoquée et il impossible de donner une cause à l'invasion de la maladie.

NATURE ET PATHOGÉNIE.

Nous abordons ici le chapitre le plus obscur dans l'histoire de la sclérodermie. Les théories les plus diverses ont été proposées pour donner une explication et pour chercher la nature de l'affection : aucune n'est encore à l'heure qu'il est satisfaisante.

On sait bien aujourd'hui que la sclérodermie est une affection de nature inflammatoire, mais ce n'est pas là une inflammation ordinaire et il reste encore quelque chose à trouver pour expliquer ce processus morbide.

A l'heure qu'il est, deux grandes théories sont en

présence pour donner l'explication de la nature de la sclérodermie : La théorie arthritique et la théorie nerveuse.

La première créée et défendue par Verneuil compte en sa faveur un grand nombre de suffrages. Les maladies de la peau sont fréquentes chez les rhumatisants et les douleurs articulaires, la péricardite sont autant d'appoints à la théorie rhumatismale. Malheureusement il est des cas où l'influence de l'arthritisme ne peut être invoquée et il faut admettre que s'il existe des sclérodermies de nature rhumatismale il en est d'autre auxquelles cette cause est absolument étrangère.

Reste une hypothèse séduisante qui ferait de la sclérodermie une trophonévrose ou plutôt un trouble de nutrition placé dans la dépendance du système nerveux. Les mémorables expériences de Brown-Séquard sur l'irritation des nerfs, déterminant des troubles trophiques, paraissaient en imposer pour faire accepter cette théorie. Il existe malheureusement contre elle une grave objection : c'est que jamais on n'a constaté de lésions soit des nerfs soit du centre nerveux. Cependant il nous semble que la présence de ces lésions était indispensable pour la justifier.

Bien d'autres théories ont encore été proposées mais toutes sont successivement tombées et aujourd'hui encore nous cherchons une explication plausible à substituer à toutes celles qui ont successivement été combattues. M. Ball dans son article du *Dictionnaire* reconnaît que la question est encore à l'étude.

« Nous aimons mieux, dit-il, confesser notre ignorance, que de la dissimuler derrière des théories plus ou moins séduisantes, mais qui se dérobent à toutes espèce de démonstration. Vienne le jour où un observateur plus heureux ou mieux inspiré que les autres aura surpris le véritable point de départ de cè processus morbide et nous serons les premiers à applaudir à une aussi belle découverte. »

MARCHE. — DURÉE. — TERMINAISON.

On décrit généralement deux formes de début à la sclérodermie, la forme lente et la forme rapide. La première est de beaucoup la plus fréquente. Quand c'est à elle que la maladie emprunte son habitus, on est averti généralement du développement probable de la dermatose par des douleurs vagues siégeant soit dans les extrémités digitales soit dans les articulations. Ces douleurs rappellent par leur caractère, surtout lorsqu'elles sont localisées aux doigts, la sensation atroce de l'onglée. Quelquefois même l'analogie est complétée par la coloration des doigts qui deviennent complètement blancs pendant un intervalle de temps plus ou moins long. Dans d'autres cas elles affectent le caractère rhumatoïde comme dans l'observation de N... (voir Obs. ?), elles se localisent alors aux articulations, et en entravent singulièrement les mouvements. En même temps que ces douleurs se développe une coloration anormale de la peau : tantôt violacée, tantôt rouge. Quelquefois ce sont des fourmillements qui ont ouvert la scène au lieu des sensations anormales de chaleur ou de froid.

Quelle que soit la nature de ces phénomènes prémonitoires de ces prodromes de l'affection, on voit bientôt une lésion caractéristique succéder à ces sortes d'accidents qui n'ont pour ainsi dire pas d'individualité pathologique: nous voulons parler de l'induration de la peau. Celle-ci se montre sous forme de taches, comme Follin en a rapporté un exemple ou sous formes de plaques qui s'étendent peu à peu et gagnent des régions nouvelles. Le plus souvent, c'est presque par hasard que les malades ont assisté au développemeut de leur maladie. Ils ont découvert sur la surface de la peau une tâche brunâtre, ils ont senti qu'à ce niveau le tégument externe était plus induré et c'est alors que leur attention éveillée ne tarde pas à découvrir d'autres manifestations de la maladie.

Quelquefois l'invasion des plaques de sclérodermie est précédée par la présence à la surface de la peau, de plaques d'érythème de courte durée ou d'un gonflement superficiel. Mais bientôt ces phénomènes disparaissent pour faire place à l'induration.

Quelles sont les parties du corps qui vont être visitées les premières par la maladie ? Ici, rien de fixe.

On peut d'une façon générale affirmer que c'est par la partie supérieure du tronc que débute l'affection : alors elle porte ses premiers coups, tantôt sur l'extrémité des doigts et c'est là, croyons-nous, un des modes les plus fréquents, tantôt sur la nuque ou même sur le visage. Cependant il faut savoir qu'il y a d'autres modes de début et que la maladie peut faire éclater sa première manifestation vers les extrémités inférieures ou sur la paroi abdominale. Gintrac signale des cas où le cou a été le premier atteint; Grisolle a vu le plis du bras envahi tout d'abord, Rilliet l'épigastre. Quelquefois c'est sur un point déjà taré que les premières manifestations apparaissent sur le pourtour d'un vésicatoire, par exemple, comme dans le cas de Gillette. Pelletier a vu l'affection débuter par le cou de pied; Forster et Lebreton, par les jambes. En résumé, rien de fixe dans le début au point de vue de la localisation.

Quant à la marche de la maladie en elle-même, elle est aussi variable que sa symptomalogie était riche. Tantôt on la voit suivre une marche graduellement et constamment ascentionnelle. Mais dans les cas les plus fréquents c'est par pousées successives qu'elle acquiert de l'extension et de la gravité. L'œdème, l'induration, les douleurs, les bulles pemphigoïdes apparaissent simultanément, puis l'orage s'apaise et le malade est pour quelque temps tranquille. Mais l'amélioration malheureusement n'est pas de longue durée, bientôt les accidents se répètent et il peut y avoir ainsi un grand nombre de rechûtes et d'amélioration successives avant que la période d'état ne soit définitivement établie. Alors généralement la maladie reste longtemps stationnaire.

Dans la forme rapide de la maladie qui est extrêmement rare, l'induration et la rétraction de la peau acquièrent en quelques jours le degré d'intensité qu'elles auront toujours. Quelques heures même peuvent suffire (Hencne). Bouchut signale un cas dans lequel la peau commença à s'indurer le lendemain même d'un refroidissement.

La durée de la maladie est aussi variable que sa marche. Bouchut cite un cas où la guérison se fit en trois mois, mais on a vu des malades rester après dix ans ce qu'ils étaient au début sans tendance soit à la guérison soit à l'aggravation.

Cependant il existe des cas incontestables où la maladie après avoir subi une marche rétrograde finit par guérir complètement. Il semblerait que les cas à début brusque seraient ceux qui auraient le plus de tendance vers ce mode de terminaison. Ceux au contraire qui se sont installés d'une façon insidieuse ont une tendance opposée vers la généralisation. Dans ces cas, lorsque la mort survient, elle est généralement la cause d'une affection intercurrente. Tantôt ce sera la phtisie pulmonaire (Forster et Sallies) qui emportera le malade, tantôt la pleurésie (Harley, Hillairet). Quelquefois le sujet arrivé au dernier terme de la cachexie et exposé à toutes ces désorganisations viscérales sera emporté par un mal de Bright ou une cachexie cardiaque. Dans d'autres cas, ce sera la maladie d'Addison ou l'érysipele ou la lymphangite qui viendront arrêter la marche envahissante de l'affection sclérodermique et tuer le malade. Enfin dans quelques cas, c'est la gêne respiratoire occasionnée par l'extension de la maladie aux parois de la poitrine qui emporte les sujets.

DIAGNOSTIC.

Le diagnostic de la sclérodermie peut être facilement établi lorsque la maladie se présente avec le riche cortège symptomatique que nous lui décrivions tout à l'heure. Dans ces cas, l'hésitation n'est pas possible. Mais à côté de l'affection se présentant avec cette symptomatologie bruyante, il en existe une variété, nous l'avons vu, qui débute d'une façon insidieuse et c'est précisément ainsi qu'évolue la dermatose dans l'immense majorité des cas : il est donc important pour le praticien de savoir où puiser le éléments de diagnostic au début et de connaître parmi les premiers symptômes ceux qui sont caractéristiques.

Tout d'abord, nous avons dans la face, dans le masque sclérodermique si bien isolé par M. Charcot, un puissant moyen de diagnostic. Les lésions débutent volontiers par la figure : nous l'avons vu tout à l'heure, il sera donc facile de reconnaître l'affection, car il n'en est pas d'autres qui puissent mettre sur la figure des malades ce masque inerte et rigide. Tout au plus le paralysis agitans a-t-il un peu cette fixité de traits, cette immobilité de la physionomie, mais le tremblement et l'absence de tissus rétractés dans le visage pourront facilement mettre sur la voie du diagnostic.

La sclérodermie et surtout la sclérodactylie pourrait être confondue avec le rhumatisme noueux. Mais il existe dans le rhumatisme noueux une lésion qui à elle seule pourrait presque suffire à établir le diagnostic. Nous voulons parler de la déviation en masse des doigts vers le bord cubital de la main. En outre si la peau a subi des modifications dans le rhumatisme noueux, ces modifications portent surtout sur le pourtour des jointures : au contraire, nous avons vu que dans la sclérodermie les lésions allaient en progressant depuis la racine des doigts jusqu'à leur extrémité terminale. Les troubles de la coloration sont en outre bien plus fréquents dans la sclérodermie que dans le rhumatisme. De plus, nous n'avons pas dans le sclérème d'ostéophytes déformant les surfaces articulaires. Les ongles sont rarement atteints dans le rhumatisme : en tous cas leurs lésions ne sont jamais aussi profondes ni aussi caractéristiques que celles que nous avons décrites à propos de la sclérodactylie.

Enfin les lésions de la face pourront venir faire cesser les hésitations, car il n'en existe pas dans le rhumatisme noueux.

L'asphyxie locale des extrémités décrite par M. Raynaud présente avec la sclérodermie les analogies les plus étroites : cependant il existe, croyons-nous, des points de dissemblance : ainsi dans la sclérodermie jamais la cyanose n'est aussi prononcée que dans la gangrène symétrique : en outre, dans cette dernière maladie on observe fréquemment des eschares profondes qui ont un aspect caractéristique et qu'on ne confondra pas avec les ulcérations superficielles qui succèdent aux bulles pemphygoïdes de la sclérodermie. Enfin jamais la maladie de Maurice Raynaud n'envahit le tronc ni surtout la face.

Avec le diagnostic de la lèpre et de la sclérodermie nous touchons à un point extrêmement délicat et difficile. En effet, des auteurs très autorisés font de ces deux maladies deux variétés de la même affection. Bazin a donné à une forme de la lèpre le nom de sclérodermie lépreuse : cette maladie serait constituée par une tuméfaction profonde du derme et de la couche sous-cutanée. Au niveau de ces tuméfactions la peau devient dure et perd sa souplesse : il y a donc là, on le voit, des analogies avec la sclérodermie œdémateuse. D'autre part M. Granet ayant eu occasion d'observer dans son service à l'hôpital général un cas de sclérodermie et un cas de lèpre tuberculeuse a été conduit à penser de la comparaison attentive de ces deux faits qu'il n'y avait aucune différence tranchée, fondamentale entre la lèpre nostras et la sclérodermie. Ce sont pour lui deux formes de la même maladie pour laquelle on peut garder le nom général de sclérodermie.

Il est certainement incontestable que la lèpre et le sclerema elevatum aient entre eux d'étroites analogies.

Cependant la marche de ces deux maladies est bien différente. Car au début de la lèpre la peau s'épaissit, devient luisante comme dans la sclérodermie : il s'y développe même des bulles; plus tard encore la peau s'épaissit davantage et arrive à former des tubercules qui donnent au visage un aspect singulier : or nous n'avons rien de semblable dans les déformations du visage dans la sclérodermie : c'est un aspect marmoréen surtout, que présente la physionomie du sujet atteint de sclérème et il n'existe aucun tubercule sur la face. De plus dans la dernière période de la lèpre, on voit survenir des ulcérations qui gagnent en profondeur et arrivent quelquefois à détruire jusqu'aux os qui se nécrosent et s'éliminent. Or dans la sclérodermie les ulcérations sont superficielles et si on voit quelquefois les phalanges des doigts disparaître, c'est presque toujours par un processus atrophique plutôt que par nécrose des os. Dans la grande majorité des cas même, on n'a vu sortir aucun fragment osseux des doigts du malade.

Au point de vue anatomique, les différences ne sont pas moins tranchées : les lésions de la sclérodermie sont celles des dermites. Voici comment

Lamblin décrit ces altérations anatomiques de la lèpre : « Le tissu nouveau du tubercule a son point de départ dans les couches superficielles du derme et de là forme des jetées qui s'enfoncent à la façon des pieux vers les couches sous-cutanées formant ainsi comme des colonnes qui se terminent dans le tissu adipeux par des irradiations disséminées. » On voit donc qu'au point de vue anatomique les dissemblances s'accusent. Ce n'est pas tout. Dans la lèpre nous voyons aux poussées douloureuses, succéder des poussées d'anesthésie qu'on ne remarque jamais dans la sclérodermie. La sensibilité est bien quelquefois diminuée, mais l'anesthésie complète est une exception extrêmement rare. Nous pouvons encore faire remarquer que dans la lèpre les douleurs suivent régulièrement le trajet des nerfs : au contraire elles sont irrégulièrement disséminées sur la surface du corps dans la sclérodermie. Enfin, et c'est là un point qui à lui seul suffirait peut-être à montrer que les deux maladies ne doivent pas être confondues, l'atrophie musculaire qui est la règle dans la lèpre n'a jamais été signalée comme complication de la sclérodermie.

Nous pensons donc qu'il ne faut pas identifier les deux maladies, mais tout en reconnaissant que par plus d'un point elles se ressemblent nous conserverons dans le cadre nosologique les deux entités morbides : lèpre nostras et sclerema elevatum.

Les kéloïdes ont été quelquefois confondus avec

les plaques de sclérodermie : comme affection locale le diagnostic peut être embarrassant, mais la diffusion des lésions dans la sclérodermie ne laissera pas longtemps dans le doute.

L'icthyose pourrait quelquefois en imposer pour la sclérodermie, mais la présence des écailles sur la surface de la peau fera vite cesser la confusion.

L'aïnhum enfin ne doit pas non plus être confondu avec le sclérème. On sait que cette maladie originaire de l'Afrique et de l'Océanie est caractérisée par le développement dans le jeune âge de zônes fibreuses qui, disposées en anneau autour d'un membre, étreignent celui-ci et se resserrant peu à peu finissent par en produire la section. Cette marche de la maladie suffit à la différencier de la sclérodermie qui procède par résorbtion et non par section. Les doigts ne sont pas amputés par la rétraction de la peau dans la sclérodermie. Ils s'atrophient peu à peu et finissent par se résorber. Rien de semblable dans l'aïnhum.

Quant à la maladie bronzée la seule analogie qu'elle possède avec la sclérodermie est la pigmentation de la peau, mais l'absence de symptômes généraux et de taches sur les muqueuses dans la sclérodermie aideront facilement à faire le diagnostic.

Dans la cachexie pachydermique, les troubles de la peau ont quelque analogie avec ceux de la sclérodermie, mais dans cette maladie les troubles de la sécrétion occupent une large place. Le système pileux est fortement atteint, ce qui n'a pas lieu dans la sclérodermie. De plus le masque de la cachexie pachydermique est bien différent de celui du sclérème. Dans le premier cas les joues ont acquis un développement énorme, les yeux ont presque disparu derrière le gonflement des paupières ; les sourcils sont tombés, la peau du menton tombe au devant du cou, l'aspect général de la figure exprime la bonhomie et l'insouciance : ce n'est plus ce masque dur, osseux, rigide du sclérodermique.

Eléphantiasis. — Plusieurs auteurs ont à tort confondu la sclérodermie avec l'éléphantiasis qui est une affection endémique des pays chauds se localisant toujours aux membres inférieurs ou sur les organes génitaux et présentant souvent une hypertrophie au lieu d'un épaississement de la peau. On voit donc que cet état diffère du sclérème.

Enfin, on a fait de la trophonévrose faciale une forme spéciale de la sclérodermie. C'est encore là, croyons-nous, une erreur. Emminghaus (1), et Lépine (2), ont signalé chacun un cas dans lequel il existait concurremment avec une sclérodermie en plaque une hémiatrophie faciale. Nous-même en possédons une observation. Mais pourquoi d'une coïncidence conclure à une identité morbide. La trophonévrose a son caractère propre : elle est pré-

---

(1) *Deutchs' Archiv. für Klinische medicin,*, 1872.

(2) *Gaz. méd.*; 12 avril 1873.

cédée par des douleurs névralgiques suivant exactement le trajet des nerfs, ayant leurs points fixes d'exacerbation toujours les mêmes pour la même branche nerveuse. Si une éruption précède l'apparition de la trophonévrose, elle suit aussi le trajet du nerf douloureux ; enfin l'atrophie faciale se cantonne à un côté du visage. Ce sont là autant de caractères qui suffisent, croyons-nous, à différencier les deux affections. Elles peuvent coïncider l'une avec l'autre sans que pour cela l'une soit un symptôme particulier de l'autre.

Terminons en faisant remarquer que dans ces dernières années les Anglais et en particulier E. Wilson et Tilbury Fox ont décrit, sous le nom de morphée, des états de la peau qui ne sont, d'après Besnier, que des périodes peu avancées de la sclérodermie. A ce sujet, M. Leroy, dans sa thèse s'exprime ainsi : « Quant à nous, nous estimons que si le terme de morphée doit être conservé, ce n'est pas comme entité morbide ainsi que l'entendaient les Anglais, mais bien pour indiquer une forme très peu avancée de la maladie. »

Pronostic. — Le pronostic résulte naturellement de ce que nous avons dit de la marche, de la durée et de la terminaison. La sclérodermie est une affection qui ne menace pas les jours du malade d'une façon immédiate et qui est compatible avec leur vie. Mais il faut bien savoir qu'à un moment donné elle peut cependant tuer le malade, soit parce qu'elle se localisera en un point voisin d'organes indispensables à la vie (thorax), soit parce qu'elle aura peu à peu cachectisé le malade et l'aura pour ainsi dire préparé à l'invasion d'une maladie intercurrente.

TRAITEMENT.

En présence d'une maladie d'essence aussi obscure que celle que nous venons d'étudier, on comprendra la difficulté d'instituer un traitement rationnel et par là même efficace.

De tous temps l'empirisme s'est donné carrière et les médicaments les plus divers ont été successivement tirés de l'arsenal pharmaceutique. Aucun cependant n'a jusqu'ici justifié de la faveur dont il a été momentanément l'objet.

Sans parler des sudorifiques, des diurétiques, des purgatifs employés depuis longtemps, nous citerons comme ayant donné quelques résultats, les emménagogues.

On peut s'adresser à l'état général et prescrire un régime tonique, une alimentation solide : le fer, le quinquina, la teinture de Mars, l'extrait de valériane, la teinture de noix vomique.

M. Ball insiste sur l'emploi des bains chauds et en retire d'excellents résultats. Le massage, recommandé par M. Hillairet, semble également être favorable à la résolution de la sclérodermie.

Les eaux minérales sulfureuses, les eaux de la

Malte, de Barèges ont été préconisées par M. Dufour.

L'hydrothérapie rendra de grands services.

Enfin l'électricité peut être un adjuvant utile du traitement. Dans ces derniers temps, l'électricité statique, remise en vigueur surtout à la Salpêtrière, paraît avoir donné des résultats assez satisfaisants.

Au terme de cette énumération, nous sommes encore forcés d'avouer que tous ces moyens thérapeutiques n'ont qu'une efficacité bien relative. Tant qu'une étude approfondie de la nature de la maladie ne sera venue éclairer ce coin obscur de son histoire, il est bien à craindre que le traitement ne fasse pas grand progrès. Aussi toute la thérapeutique se borne-t-elle actuellement à tenter de donner aux malheureux frappés par la dermatose sinon une guérison complète, du moins un soulagement réel et durable.

CONCLUSIONS.

Nous avons eu surtout pour but dans le cours de cette étude la description aussi exacte qne possible des transformations apportées au visage par la sclérodermie. Nous croyons que l'ensemble des lésions de la face constitue au malade un masque spécial qu'aucune autre maladie que la sclérodermie ne peut produire et qui, par conséquent peut être d'un grand secours au point de vue du diagnostic.

Nous croirons n'avoir pas fait une œuvre inutile si désormais ce masque de la sclérodermie devient un type clinique facilement reconnaissable à côté de la main de l'atrophie musculaire ou de la paralysie radiale et pouvant mettre le praticien sur la voie d'un diagnostic souvent difficile et délicat.

OBSERVATIONS.

L... 45 ans. — Par d'antécédents héréditaires. — Fièvre typhoïde à 16 ans. — Bonne santé d'ailleurs. — Point d'éruptions sur la peau.

Début. — Vers l'âge de 23 ans, la maladie a commencé sérieusement. Frayeur pendant qu'elle nourrissait une petite fille en voyant un autre de ses enfants près d'être écrasé. A partir de ce moment seraient apparus les symptômes suivants.

La maladie éprouvait dans son bras gauche des sensations pénibles (douleurs paraissant avoir été lancinantes). Plus tard, cinq ou six ans après, douleurs analogues dans le bras droit : encore plus tard, douleurs dans les jambes et les pieds.

A l'époque des douleurs dans le bras gauche, la malade raconte qu'elle aurait éprouvé au niveau de la main des sortes de bulles dont il existe en effet aujourd'hui des traces sur le bord de la main.

Il y a une douzaine d'années, vers l'âge de 33 ans, sont apparues aux doigts les lésions caractéristiques de la sclérodermie. Ces lésions sont allées progressant sans que la malade ait jamais eu de douleurs au niveau du doigts.

Etat actuel. — 23 mars 1882. Les lésions actuelles sont limitées aux deux mains.

1° Etat de la peau. — La peau est dure, épaisse, froide, adhérente aux tissu sous-jacents au-dessus desquels elle ne peut glisser. Elle est lisse et paraît avoir perdu ses papilles. Ces lésions sont d'autant plus marquées qu'on s'approche davantage de l'extrémité des doigts. Au contraire elles vont en décroissant de la 3e phalange à la 2e et de la 2e à la 1re. — *Les ongles* sont malades, irréguliers à leur surface et dans leur croissance. Les stries verticales sont très marquées. Ils sont brisés au niveau de leur bord libre. Au pouce de la main droite l'ongle est complètement tombé.

En même temps que ces lésions cutanées, il existe des lésions osseuses.

1° Les troisièmes phalanges des doigts sont évidemment atrophiées, diminuées de largeur. Il ne paraît pas y avoir d'atrophie des deuxièmes et premières phalanges : cependant au niveau du pouce de la main gauche il y a une atrophie non douteuse des deux phalanges qui constituent le doigt. D'une façon générale, le petit doigt de chaque main est moins atteint que les autres. Les jointures des doigts jouent mal les unes sur les autres : la plupart à cause de la rigidité de la peau. Mais il paraît y avoir une ankylose réelle de l'articulation des deuxièmes et troisièmes phalanges du medius et de l'index de chaque main.

Sensibilité. — Elle n'est pas abolie : car la malade sent aux mains quand on la touche ou quand on la pique, quand on lui applique un corps froid ; néanmoins, obtusion assez nette de la sensibilité thermique et cette obtusion est plus marquée à gauche qu'à droite.

Douleurs. — La malade se plaint de douleurs qui occupent les épaules, les bras, les avant-bras. C'est au niveau des épaules que les douleurs sont les plus vives, douleurs assez violentes parcourant les épaules comme des aiguilles, elles y sont continuelles, tandis qu'aux bras elles sont intermittentes. Ces douleurs se font sentir aussi au dos entre les deux épaules remontant jusqu'à l'occiput. La malade les sentirait moins la nuit.

Bien que la peau du corps soit sèche et paraisse tendre à la desquamation, il n'y a pas de sclérodermie à proprement parler ailleurs qu'au niveau des mains. Les lèvres et les paupières ne paraissent pas atteintes.

6 mai. — On constate aujourd'hui des ulcérations à la main gauche sur l'index et une bulle sur le médius.

Arthrite sèche de l'épaule droite et de l'épaule gauche. Atrophie de la langue qui a un aspect vermiculaire à gauche.

11 décembre 82. — La malade depuis trois jours a été prise de douleurs au niveau des membres supérieurs qu'elle compare à celles qu'elle a éprouvées déjà à diverses reprises dans le cours de son affection.

Ces douleurs un peu plus fortes à gauche qu'à droite occupent les épaules, les bras, les avant-bras : elles sont lancinantes. Il existe au niveau du dos de la main gauche des gonflements marqués, l'empreinte des doigts reste sur le dos de la main.

Sortie le 16 avril.

Observation (personnelle)

La nommée Anth.... vient à l'hospice de Bicêtre au mois de juin, je la présente à la clinique de M. le professeur Charcot à la fin du mois de juin et dernièrement le 20 novembre 1883 pour la maladie qui nous occupe.

Elle est âgée de 38 ans, n'a jamais été mariée, elle ne présente pas de maladie antérieure, quelques atteintes de bronchite les années précédentes. Reglé à l'âge de 14 ans, les règles ont toujours été régulières, pas de pertes blanches.

La malade était cuisinière ; depuis 3 ou 4 ans elle était blanchisseuse et avait toujours les bras dans l'eau, hiver comme été ; elle n'a jamais ressenti de douleurs dans les membres supérieurs. A l'âge de 24 ans, elle a eu une grande peur ; elle est tombée du 2e étage et en a été quitte pour quelques coutusions.

Comme hérédité, les antécédents sont presque nuls. La mère est morte d'accident, son père est mort de tuberculose pulmonaire. Sur 6 enfants ; quatre frères et une sœur, cette dernière est morte paralysée à l'âge de 50 ans ; les autres se portent bien.

La malade d'une bonne santé habituelle, n'a jamais rien éprouvé avant le milieu de l'année 1876, c'est-à-dire il y a 7 ans. A cette époque la malade s'aperçoit que ses doigts s'engourdissent, les articulations sont raides, les dernières phalanges se refroidissent et par moments sont violacées ; les ongles sont eux-mêmes atteints.

Les phalanges en outre s'amincissent, la peau devient lisse. Rien dans les membres inférieures. Rien non plus à la face. Pas de palpitations. Pouls 84. Pas d'athérome. Rien au cœur ni dans la poitrine.

Examen actuel. Il y a trois semaines, quand la malade se présente à la consultation, on observe des changements notables. Les doigts des deux côtés sont amincis, lisses sur les deux dernières phalanges. Les ongles atrophiés, racornis. L'extension difficile, la demi-flexion est constante, la première phalange est peu atteinte ; la peau lisse ainsi que la face dorsale de la main adhère aux parties sous-jacentes ; le tissu cellulo-graisseux a disparu. La rougeur est continue, presque violacée. La sensation du froid continuelle, quelques picotements et quelques douleurs, rien dans les bras et les avant-bras. La phalangette de l'annulaire de la main droite s'est éliminée sans douleur, il y a deux ans un peu de pus a aidé son élimination : une cicatrice linéaire a persisté ; presque à la même époque la phalangette de l'auriculaire de la main gauche a disparu ; la partie est devenue violacée, noirâtre, des marbrures ont sillonné le doigt, bientôt le sillon rouge d'élimination s'est montré ; à ce niveau il y eut de la douleur et la phalangette est tombée presque sans écoulement de sang ; une cicatrice persiste seule. Les mouvements d'extension et flexion sont gênés et pénibles. Pas de troubles de sensibilité notables.

Les pieds et les orteils sont froids, mais on ne constate pas de troubles semblables à ceux des membres supérieurs, pas de plaques sur le reste du corps.

La face se prend bientôt : il y a trois ans sa sœur s'aperçoit que ses lèvres s'amincissent et présentent des rides ; la malade ne s'en est jamais aperçue jusqu'alors ; jamais de douleurs ; bientôt le menton, les joues, le front et le nez sont envahis, et à ce moment voici ce que présente cette partie :

La lèvre supérieure amincie, adhérente aux parties sous-jacentes. La muqueuse est aussi atteinte que la peau ; à ce niveau on distingue douze ou quinze sillons verticaux partant de l'orifice nasal et atteignant la muqueuse ; de même sur la lèvre inférieure huit ou dix plis verticaux aboutissant au sillon mento-labial ; les commissures sont très accentuées ; quand la malade parle ou rit, tous les plis s'accentuent, les dents paraissent à découvert.

La langue n'est pas atteinte. Sur le menton, la peau est amincie, lisse, des plis en éventail, sept ou huit la font adhérer au maxillaire inférieur ; le sillon mento-labial très accentué.

Le nez effilé, allongé, les ailes du nez sont relevées, appliquées sur la ligne médiane. Un sillon très net encadre le nez, la bouche et le menton, de chaque côté il atteint la commissure labiale et vient limiter la région mentonnière latéralement ; les joues sont amaigries, peu de sillons.

Sur la partie supérieure de la face, les yeux sont peu atteints, la face antérieure des paupières présente quelques légers plis transversaux ; au niveau du petit angle de la commissure oculaire externe, la patte d'oie est très accentuée.

Sur la racine du nez, plis très nets verticaux ; de même les rides du front sont très nombreuses.

La peau des oreilles n'est pas atteinte.

Telles sont en somme les lésions que présente la face : le masque qu'elle présente, paraît comme empesé, les mouvements des muscles sont gênés pour le rire ; il n'y a pas de sensation de froid ; la peau est lisse, amincie comme sur les doigts, il n'y a pas de changements de couleur à la peau.

La santé de la malade est restée bonne ; les digestions sont normales, l'appétit est conservé.

Conclusions. — Rapport des lésions de la face et des membres supérieurs.

Mme Léon, 69 ans, aux incurables de l'hôpital Rotschild.

On ne trouve rien de saillant dans les antécédents héréditaires.

La malade dès l'âge de 46 ans a commencé à avoir des douleurs dans les jointures. Elle habitait alors dans une chambre où le soleil ne pénétrait jamais et qui était très humide.

La maladie paraît avoir débuté en 1870. La malade occupait encore à cet époque un logement humide et froid. Les premiers symptômes qui apparurent furent des douleurs localisées surtout aux mains et plus spécialement aux doigts. Aux époques de ces douleurs qui revenaient par accès les doigts et la face dorsale de la main devenaient cyanosés, puis au bout d'un temps plus ou moins long tout rentrait dans l'ordre. Bientôt apparurent sur la face dorsale des doigts de petites phlyctènes que la malade crevait avec une épingle et d'où sortait un liquide citrin. A la place de cette bulle restait une petite plaie qui mettait toujours assez longtemps à se cicatriser et laissait après elle une cicatrice blanchâtre.

Il y a 13 mois, les douleurs s'installèrent d'une façon permanente dans les deux derniers doigts de la main gauche. La coloration cyanique reparut et bientôt l'extrémité des doigts devint complètement noire. Peu à peu la maladie faisant des progrès on vit survenir une atrophie des extrémités digitales qui gagnant de proche en proche finit par ne plus laisser des deux dernières phalanges qu'un petit fragment noir et dur comme du charbon qui tomba laissant nu l'extrémité de la première phalange. Ce processus s'étant répété aux quatre derniers doigts de la main gauche, le pouce seul de cette main est encore complet. — A cette époqne la main tout entière était constamment violacée.

Aux pieds, la malade éprouva vers la même époque des douleurs atroces qui coïncidaient avec une cyanose générale de l'extrémité des orteils et de toute la face dorsale du pied. Ceux-ci en outre étaient œdématiés au dire de la malade.

Il y a trois mois, une grosseur apparut à la cheville droite et presque au même moment un autre sur la malléole externe gauche. Ces tumeurs en huit ou dix jours s'ulcérèrent laissant à leur place une eschare qui est tombée à gauche. A droite la plaie est cicatrisée. Il est sorti de ces tumeurs du pus et surtout du sang noir en grande abondance.

Etat actuel.—Les lésions portent sur la face, les mains et les pieds.

Face. — Il existe à la face une double lésion. D'abord le masque sclérodermique est aussi complet que faible. Peau sèche, luisante, tendue. Le front est lisse sans rides : les yeux démesurément ouverts. Le nez effilé, pointu. La bouche beaucoup plus petite qu'avant l'invasion de la maladie s'ouvre difficilement pour laisser passer les aliments. Au repos, la muqueuse des lèvres presque disparue n'existe que sous l'aspect d'un mince filet, et entre les deux lèvres les dents apparaissent. La lèvre supérieure comme la lèvre inférieure sont sillonnées de plis verticaux. Le menton en est couvert qui vont dans toutes les directions. La malade nous dit que la mastication est très difficile, tant la peau des joues est tendue.

Ce n'est pas tout. A gauche la malade est depuis longtemps tourmentée par des douleurs névralgiques, suivant le trajet du trijumeau. Aujourd'hui il existe incontestablement une trophonévrose faciale. Le nez est tiré du côté gauche. L'aile du nez plus grêle à gauche est fortement déviée en arrière. Il en est de même de la commissure labiale du même côté qui est située au fond d'une sorte d'infundibulum formé par la peau. Du fond de cet infundibulum partent en tous sens des rides et des plis qui vont en s'irradiant.

L'œil du même côté est beaucoup moins ouvert que celui du côté opposé : il paraît légèrement enfoncé dans la cavité orbitaire. En résumé, toute cette partie de la figure paraît décharnée.

Mains. — A la main gauche il ne reste plus que la première phalange des doigts sauf le pouce qui est complet. Au petit doigt et à l'index ce qui reste de la phalange est très atrophié. La peau qui recouvre ces phalanges comme celle de la face dorsale de la main est cyanosée. La malade n'y ressent plus de douleurs.

Toutes les articulations du pouce sont roides. Cependant la peau qui les recouvre n'est pas démesurément tendue. Il s'agit là manifestement de lésions osseuses. Il en est de même pour les articulations des phalanges avec les métacarpiens.

A droite, les phalanges ne sont pas tombées : ici l'aspect de la peau est caractéristique. Elle est dure, tendue, luisante, adhérente aux parties profondes, sans traces de plis. La main entière a l'aspect d'une griffe, car la peau a rétracté les doigts en attirant leur extrémité vers la paume de la main. Les ongles déformés, sillonnés de stries verticales occupent presque l'extrémité digitale de chaque doigt et le recouvrent comme d'un capuchon.

Sur le médium de cette main, la phalangette est sur le point de s'éliminer. Nous saisissons là le processus tel qu'il s'est montré pour les autres doigts, au dire de la malade. D'abord tout ce médium est tuméfié, rouge et douloureux. Il est beaucoup plus chaud que les autres doigts. Sur sa face dorsale, à l'extrémité inférieure de l'ongle se voit une dépression profonde dans laquelle l'ongle lui-même a été intéressé : au fond de cette dépression se trouve une escharre noirâtre. Cette dépression grandit chaque jour au dire de la malade : c'est toujours ainsi que commencent les lésions, puis l'extrémité de la phalangette va devenir noire, s'atrophier et tomber.

Aux deux mains, la température locale est notablement diminuée.

Aux pieds. — Les lésions ressemblent à la maladie décrite par M. Raynaud sous le nom d'asphyxie locale des extrémités

Les deux pieds sont cyanosés et douloureux. Ils sont œdématiés. Si l'on y appuie le doigt, on produit une tache blanchâtre qui disparaît difficilement. La température locale n'y est pas abaissée. Au niveau de la malléole externe gauche se voit une plaie profonde dont nous avons expliqué plus haut l'origine. Il s'en écoule un liquide sano-purulent. A droite, une lésion symétrique a existé à un moment donné, mais est actuellement cicatrisée.

Partout, aussi bien au visage qu'aux mains, aux pieds ou sur le corps, la sensibilité a été trouvée intacte.

Goff. — 29 ans.

On ne trouve rien dans les antécédents soit héréditaires, soit personnels de la malade.

Cependant, elle travaille dans l'arsenic et trempe ses doigts dans un vernis plombique.

Elle a été prise il y a quelque temps de douleurs vives dans les doigts : ceux-ci sont devenus bleuâtres, mais actuellement, ils ne présentent ni atrophie ni gêne des mouvements, ni déformations articulaires. Les douleurs étaient si vives qu'elles réveillaient la malidde la nuit : comme caractère, la malade les compare à la sensation de l'onglée.

Les mains étaient toujours glacées : il en était de même des pieds.

Après une période assez longue de douleurs dans les coudes, il survint une gêne des mouvements dans les articulations : puis peu à peu la face se prit : les lèvres les premières furent frappées, devinrent plus minces, le nez s'effila, devint plus pointu, sa crête plus tranchante.

Aujourd'hui, la malade qui, du reste, jouit d'une excellente santé générale ne peut plus tenir un couteau, cependant elle peut coudre, elle a les doigts luisants, parcheminés, la peau a une couleur bistrée spéciale. Les ongles sont intacts.

Il n'y a rien dans les coudes ni dans les autres articulations : à la face toute la peau du visage est luisante et tendue, les lèvres sont devenues très minces, elles sont plus frappées à gauche qu'à droite, la malade ne peut fermer la bouche et on voit les dents entre les lèvres écartées.

Chez cette malade, c'est surtout la partie inférieure du visage qui a été frappée. Cependant le front est un peu lisse, les rides s'y dessinent mal, les yeux sont peut être un peu plus grands, un peu plus saillants, mais la pointe du nez et toute la partie inférieure du visage sont caractéristiques, seul le sillon naso jugal est conservé dans cette portion de la face, il est même plus marqué qu'à l'état normal. Quant au menton il est sillonné de plis, de rides, qui se croisent dans tous les sens, si on essaie d'en mobiliser la peau, on s'aperçoit que c'est impossible, on ne peut même la soulever en forme de pli, elle adhère intimement au maxillaire inférieur, les lèvres n'arrivent plus qu'à être une ligne au niveau de la communère labiale, leur muqueuse est presque totalement invisible, entre elles les dents apparaissent.

Mademoiselle Vill. — 29 ans.

Comme antécédents héréditaires, la malade présente une sœur qui a eu plusieurs attaques de rhumatisme dans l'enfance.

Début. — Vers l'âge de 14 ans ont commencé à apparaître les symptômes de la sclérodermie dans les mains et ce n'est que longtemps après que les manifestations sont apparues au niveau de la figure ; du reste, la malade ne s'en est jamais bien aperçue.

Etat actuel. — (29 juillet 1882). Il existe tous les signes de la clérodactylie avec sclerodermie du visage.

Visage. — La peau du front est luisante, sans ride, les yeux sont hagards, on dirait qu'ils sont plus saillants qu'à l'état normal. Le nez est effilé, sa pointe déviée. Le sillon naso jugal est très prononcé, il en est de même du sillon naso-labial. La bouche est rétrécie, ses commissures sont rapprochées et la lèvre supérieure est sillonnée de plis verticaux, il en est de même de la lévre inférieure. Toutes deux sont amincies et entre elles deux les dents sont visibles, presque toute la muqueuse labiale a disparu. La malade ne peut fermer la bouche.

Doigts. — La peau des doigts, dans toute son étendue, est épaisse et dure. Les pouces sont relativement moins atteints que les autres doigts. Les petits doigts le sont au contraire davantage. Le jeu des articulations des phalanges est gêné, particulièrement celui des premières articulations de la première et de la deuxième phalange qui sont ankylosées surtout au petit doigt. La peau des mains est aussi rugueuse.

Au niveau des petits doigts, il y a eu autrefois des bulles ainsi qu'au niveau de l'index et du médius droit, bulles petites et rapidement desséchées.

Sous l'influence de l'impression du froid la malade présente au iniveau des extrémités des membres supérieurs des accidents qui rappellent ceux de l'asphyxie locale.

Aux autres points du corps, pas de plaques scléreuses nettes sauf peut être au niveau des plis du coude à gauche où la peau est un peu indurée.

Douleurs. — La malade a éprouvé des douleurs, des engourdissements, des élancements particulièrement au niveau des mains, et aussi au niveau du dos et des genoux ; elle en a eu également dans les autres articulations. Il semble en somme que ces douleurs aient choisi comme siège de prédilection les jointures.

La malade n'a été réglée régulièrement qu'à 23 ans. Elle tousse beaucoup à l'époque de ses règles.

Madame Ratora.

Père goutteux. — Quant à la malade elle est sujette aux engelures : il y a une dizaine d'années la peau des mains a commencé à s'indurer, aux extrémités des doigts se formèrent des bulles qui s'ulcérèrent et dont on voit encore aujourd'hui les traces.

Les phalanges ne sont pas atrophiées : les ongles, couverts de stries verticales, déformés, ne sont cependant pas tombés.

A la face, on ne remarque rien d'anormal, cependant la malade s'est aperçue que ses lèvres depuis quelque temps s'amincissaient manifestement.

Aux orteils, il existe les mêmes lésions qu'aux doigts. Quant au reste du corps, il semblerait que la maladie veuille se généraliser, car la malade se plaint depuis quelque temps de douleurs dans les seins qui sont si vives que plusieurs fois elle s'est évanouie.

Rien dans les épaules.

Pouz. — 38 ans.

A. H. On ne trouve rien dans les antécédents héréditaires de la malade.

K. P. Fièvre typhoïde à 12 ans. En 1870, attaque de rhumatisme articulaire aigü. La malade a eu les jointures rouges, tuméfiées, douloureuses ; elle a eu de la fièvre, et a dû s'aliter pendant deux mois.

Début. — En 1869, la malade qui travaille dans la confiserie a dû quitter son état : à chaque instant le sang partait par le bout des doigts tant la peau était amincie à ce niveau. Les ongles à cette époque étaient déjà usés, mais la malade attribuait ces accidents à l'action irritante du sucre.

Les symptômes de la sclérodermie se montrèrent d'abord aux index des deux mains et presque en même temps. La première sensation fut une sensation de chaleur suivie d'élancements douloureux qui revenaient par accès. Puis il se forma une bulle qui s'ulcéra, l'ongle s'atrophia, la peau devint luisante, dure, tendue, et les phalanges s'atrophièrent sans que jamais il soit sorti du doigt la moindre parcelle d'os.

Les médius se prirent ensuite, puis les annulaires, puis enfin les petits doigts et les lésions marchaient toujours de pair à chaque main, celles de l'une étant pour ainsi dire le reflet de celles de l'autre.

La figure se prit cinq ans après les mains, et ce sont les lésions avoisinant l'orifice bucal qui ont attiré l'attention de la malade.

Etat actuel. — Actuellement, la malade présente les lésions caractéristiques de la sclérodatylie et de la sclérodermie faciale.

Visage. — La peau du front, lisse et tendue, se laisse cependant encore plisser et on y remarque encore des rides. Les yeux sont hagards ; le nez est aminci, pincé : les ailes sont rapprochées de la sous-cloison qui est plus à découvert qu'à l'état normal. Le sillon naso jugal est plus profond que normalement. Les lèvres sont pincées, couvertes de plis verticaux. La muqueuse labiale est presque disparue : entre les lèvres les dents apparaissent : la bouche se ferme difficilement. Sur le menton existe des plis dirigés en tous sens.

Mains. — A la main droite, les lésions sont arrivées au même degré à chaque doigt. La peau à partir de la 2e phalange est lisse et tendue : elle est dure, adhérente aux parties sous-jacentes. Au pouce, l'articulation de la phalange avec la phalangine est ankylosée : il en est de même à l'index. Au médius il y a simplement de la roideur.

Les doigts en général vont en s'amincissant vers leur extrémité libre : les phalangettes ont presque complètement disparu. L'ongle est tombé à l'index et au médius. A l'annulaire et au petit doigt il occupe l'extrémité digitale et est réduit à un petit appendice de consistance cornée. La malade souffre encore du doigt par moment.

A la main gauche, les lésions sont absolument identiques à celle de la main droite : elles ont suivi exactement la même marche et en sont juste au même point. Il faudrait recopier la description précédente pour donner une idée des lésions de la main droite, tant est grande la symétrie.

La maladie paraît s'être cantonnée au visage et aux mains. Il n'y a nulle part ailleurs de plaques de sclérose.

Rotte, — 45 ans.

A. H. Le père du malade a été obligé de s'aliter pendant 3 ans, à l'âge de 74 ans pour des douleurs combinées à toutes les articulations qui étaient rouges, tuméfiées, douloureuses. Mort à 84 ans. Mère toujours bien portante, morte à 76 ans, deux frères toujours bien portants, sont morts pendant la guerre sur le champ de bataille.

A. P. A 20 ans, fièvre typhoïde. Le malade a toujours eu à part cet accident une santé excellente et il est impossible de découvrir dans ses antécédents personnels la trace la plus légère de la diathée rhumatismale.

En 76. Le malade s'occupe dans les caves de Châlons. Il raconte que ces caves étaient très humides. Au moment de la fonte des neiges, l'eau découlait par la voûte et les parois. Il y travaillait une heure par jour. A partir de ce moment il a commencé le matin à ressentir des douleurs dans les épaules et les articulations métacarpo-phalangiennes ainsi que dans les genoux et l'articulation tibio-tarsienne, mais jamais cet état ne s'établit d'une façon aigue. Jamais les articulations ne devinrent douloureuses au toucher, elles n'étaient ni rouges ni tuméfiées, elles étaient roides, dit le malade et au bout d'une heure de travail les douleurs disparaissaient pour revenir le lendemain.

Début. — Il y a quinze jours, le malade est pris de malaises, de maux de tête, de douleurs plus vives dans les articulations. En même temps il remarqua une faiblesse considérable localisée aussi bein aux membres supérieurs qu'aux inférieurs.

Le 4 dans la journée, descendant une pièce de vin, le malade est pris d'une douleur violente dans les reins qui le force de rentrer chez lui. Il est pris de frissons, de maux de tête. Les articulations des membres supérieurs deviennent douloureuses ainsi que celles des inférieurs. Le malade entre à l'hôpital.

État actuel. — Homme de 45 ans, robuste, vigoureux.

Mobilité. — Le malade marche difficilement, à cause des douleurs dont les articulations des membres inférieurs sont le siège. Au contraire, aux membres supérieurs, c'est surtout la faiblesse qui est caractéristique. Le malade serre à peine les mains et quand on étend ses bras ou ses avant-bras en lui disant de résister de toutes ses forces, c'est à peine si on a la sensation d'une résistance.

Sensibilité. — La sensibilité est considérablement diminuée dans toute l'étendue du corps; on peut presser le malade même très vigoureusement sans qu'il ressente la moindre douleur, si on ferme les yeux au malade et qu'on le pique légèrement sur toute la surface de la peau avec une épingle, il ne perçoit même pas la sensation du contact. Les articulations sont légèrement douloureuses au toucher et à l'occasion des mouvements communiqués. Ni rougeur, ni chaleur, ni gonflement.

Mains. — Aux mains, on remarque tout d'abord la déviation des doigts vers le bord cubital, caractéristique du rhumatisme chronique. Les deux premières articulations métacarpo-phalangiennes sont douloureuses. L'articulation de la phalange avec la phalangette du médius est également douloureuse ; à gauche, ce sont les deux premières articulations métacarpo-phalangiennes qui sont douloureuses.

Troubles trophiques. — La température des doigts est notablement plus froide que celle des autres parties du corps : le malade en a fait la remarque depuis un mois environ. L'anesthésie est manifestement plus marquée aux doigts qu'aux membres supérieurs. A la dernière phalange l'anesthésie est complète et générale. La sensibilité de contact est abolie comme la sensibilité au froid ou à la douleur. L'anesthésie des doigts est un peu moins prononcée à gauche; la peau glisse bien sur les parties profondes, elle a conservé ses plis sur la face dorsale et palmaire des mains et des doigts, aussi bien à gauche qu'à droite ; elle est lisse, luisante, sans la moindre trace de plis. A ce niveau on remarque sur les ongles certaines déformations. D'une façon générale l'ongle est bombé, et son bord libre vient recouvrir presqu'entièrement l'extrémité da la pulpe digitale. Et sur l'ongle de l'annulaire de la main gauche on remarque un sillon profond dirigé verticalement, occupant toute la hauteur de l'ongle et divisant celui-ci en deux parties inégales.

Jamais le malade n'a eu de fourmillement dans les doigts.

En somme, abolition de la sensibilité, abaissement considérable de la température, aspect luisant et lisse de la peau des phalangettes, et enfin, déformation des ongles. Telles sont les lésions qui nous permettent de croire à une sclérodermie ayant débuté très récemment, mais s'établissant déjà d'une facon assez nette pour que le diagnostic puisse être porté.

BIBLIOTHÈQUE NATIONALE R.F. IMPRIMÉS

Paris. — Imp. F. Pichon, 30, rue de l'Arbalète, et 24, rue Soufflot.

70

www.ingramcontent.com/pod-product-compliance
Ingram Content Group UK Ltd.
Pitfield, Milton Keynes, MK11 3LW, UK
UKHW020405230726
13925UKWH00003B/1259